Urologische Fragen in der Praxis

UNI-MED

UNI-MED Verlag AG
Bremen - London - Boston

John, Hubert:
Urologische Fragen in der Praxis/Hubert John.-
3. Auflage - Bremen: UNI-MED, 2021
(UNI-MED SCIENCE)
ISBN 978-3-8374-1619-0

Printed in Europe

UNI-MED. Die beste Medizin.

In der Reihe UNI-MED SCIENCE werden aktuelle Forschungsergebnisse zur Diagnostik und Therapie wichtiger Erkrankungen "state of the art" dargestellt. Die Publikationen zeichnen sich durch höchste wissenschaftliche Kompetenz und anspruchsvolle Präsentation aus. Die Autoren sind Meinungsbildner auf ihren Fachgebieten.

Für meine Tochter Flurina Selina
Spüre Deine Sinne – lass Deine Träume wahr werden!
Dein Papi

Vorwort und Danksagung zur 3. Auflage

Liebe Kolleginnen und Kollegen,

die Anforderung an den Grundversorger wie auch an den Spitalarzt nehmen ununterbrochen zu. Demographische, gesundheitsökonomische und medizinische Entwicklungen, Regulationen und Vorgaben wie auch eine zunehmend irritierende Tendenz zur Verstaatlichung der Medizin beeinflussen zunehmend unser fachliches Handeln und konsekutiv auch die Arzt-Patientenbeziehung. Wir leben in diesen Systemen, sei es in einer Einzel- oder Gruppenpraxis oder in einem Spitalteam und versuchen in gegenseitigem Respekt ein möglichst optimales Behandlungsresultat zu erreichen.

Der UNI-MED Verlag ist mit der Bitte an uns gelangt, nach 2010 und 2017 eine 3. Auflage des in der Grundversorger-Praxis beliebten kleinen Werkes zusammenzustellen. Auch in den vergangenen 4 bis 5 Jahren hat sich die Urologie technisch und medikamentös wieder erstaunlich weiterentwickelt. In kurzen Kapiteln beleuchten wir die häufigsten urologischen Fragestellungen wie die benigne Prostatahyperplasie, medikamentöse- und phytotherapeutische Ansätze, die PSA-Diskussion und das Prostatakarzinom, Mikro- und Makrohämaturie mit Blasenkarzinom, Koliken und Steine, endokrine Urologie, Infekte, Harninkontinenz, Neurourologie und Beschwerden des äusseren männlichen Genitales.

Ziel blieb es auch für die 3. Auflage, Wesentliches ohne Anspruch auf Vollständigkeit für den Grundversorger und Partner prägnant und übersichtlich zusammenzufassen, um eine konkrete und in der Praxis verwendbare Hilfe in der Abklärung und Therapie von urologischen Krankheitsbildern zu bieten. Die Autorenschaft besteht weiterhin aus aktuellen und ehemaligen Kadermitgliedern der Klinik für Urologie im Kantonsspital Winterthur, Kollegen aus der ganzen Schweiz und Mitarbeitern in befreundeten Kliniken im Ausland.

Den Autoren sei an dieser Stelle für ihre Aktualisierung der Kapitel herzlich gedankt. Unser Dank geht weiter an Frau Dr. med. B. Peters, Herrn Dr. med. M. Wulfmeyer und Herrn Dr. M. Irion vom UNI-MED Verlag, die uns für die 3. Auflage motiviert und das Lektorat übernommen haben. Grosser Dank gebührt ebenfalls unseren Industriepartnern Bayer (Schweiz) AG, Boston Scientific, Debiopharm International S.A., Melisana AG, Schwabe Pharma AG und ganz besonders Herrn R. Back für seine persönliche Grosszügigkeit.

Dieses Büchlein soll wiederum einen Beitrag zur Partnerschaft Praxis – Klinik leisten, auf die jede Klinik, aber auch jeder niedergelassene Kollege in der Grundversorgung angewiesen ist.

Winterthur, im Dezember 2021 *Hubert John*

Autoren

Priv.-Doz. Dr. med. Jürgen Bohlender
Universitätsklinik für Allgemeine Innere Medizin
Klinische Pharmakologie
Inselspital Bern
CH-3010 Bern

Kap. 8.

Dr. med. Julian Bühler
Klinik für Urologie
Kantonsspital St. Gallen
Rohrschacher Strasse 95
CH-9007 St. Gallen

Kap. 8.

Dr. med. Friedemann Krentel
Service d'Urologie
CHUV Lausanne
Rue du Bugnon 21
CH-1011 Lausanne

Kap. 5.

Priv.-Doz. Dr. med. Marcus Horstmann
Klinik für Urologie und Kinderurologie
Malteser Krankenhaus St. Josefshospital
Kurfürstenstraße 69
D-47829 Krefeld

Kap. 12.

Prof. Dr. med. Hubert John
Chefarzt Klinik für Urologie
EBU Certified Training Centre
Leiter Urologisches Tumorzentrum
Kantonsspital Winterthur
CH-8401 Winterthur

Kap. 1., 3., 4., 8., 9., 10., 11.

Dr. med. Isabelle S. Keller
Urologie am Rheinfall
Heinrich Moser-Platz 5
CH-8212 Neuhausen

Kap. 10.

Dr. med. Thomas Kistler
Klinik für Nephrologie
Kantonsspital Winterthur
Brauerstrasse 15
CH-8401 Winterthur

Kap. 7.

Dr. med. Philipp Maletzki
Klinik für Urologie
Kantonsspital Baden AG
Im Ergel 1
CH-5404 Baden

Kap. 11.

Dr. med. Christian Padevit
Klinik für Urologie
Kantonsspital Winterthur
Brauerstrasse 15
CH-8401 Winterthur

Kap. 6.

Dr. med. Martin Perrig
Universitätsklinik für Allgemeine Innere Medizin
Inselspital Bern
CH-3010 Bern

Kap. 8.

Dr. med. Dietegen Pestalozzi
Kantonsspital Schaffhausen
Geissbergstrasse 80
CH-8200 Schaffhausen

Kap. 2.

Priv.-Doz. Dr. med. Marco Randazzo
Hirslanden Klinik Aarau
Schänisweg
CH-5001 Aarau

Kap. 4.

Priv.-Doz. Dr. med. Malte Rieken
alta uro AG
Centralbahnplatz 6
CH-4051 Basel

Kap. 3.

Prof. Dr. med. Beat Roth
Service d'Urologie
CHUV Lausanne
Rue du Bugnon 21
CH-1011 Lausanne

Kap. 5.

Prof. Dr. med. Hans-Peter Schmid
Klinik für Urologie
Kantonsspital St. Gallen
Rohrschacher Strasse 95
CH-9007 St. Gallen

Kap. 9.

Dr. med. Christoph Schregel
Klinik für Urologie
Kantonsspital Winterthur
Brauerstrasse 15
CH-8401 Winterthur

Kap. 2., 6.

Dr. med. Christoph Schwab
Klinik für Urologie
Kantonsspital St. Gallen
Rohrschacher Strasse 95
CH-9007 St. Gallen

Kap. 9.

Dr. med. Jure Tornic
Klinik für Urologie
Kantonsspital Winterthur
Brauerstrasse 15
CH-8401 Winterthur

Kap. 10.

Priv.-Doz. Dr. med. Maria Wertli
Universitätsklinik für Allgemeine Innere Medizin
Inselspital Bern
CH-3010 Bern

Kap. 8.

Inhaltsverzeichnis

1. Partnerschaft Grundversorger – Klinik: Implikationen von Altersstruktur, Gesundheitskosten und Politik

Die Urologie in der nächsten Dekade

1.1. Altersstruktur und Gesundheitskosten

Die Ursachen für das Altern unserer Bevölkerung sind der Rückgang der Geburten und die Zunahme der Lebenserwartung. Beide werden zusätzlich durch eine 3. Entwicklung verstärkt: die Alterung der geburtenstarken Babyboomer-Jahrgänge, die nun sukzessive das Pensionsalter erreichen. Während im Jahre 1990 noch 24/100 Personen über 64 Jahre alt waren, waren es 2020 bereits 30/100 Personen in unserem Land, die im Pensionsalter sind. Korreliert zum Brutto-Inlandprodukt betragen die Ausgaben fürs Gesundheitswesen 11,2 %. Im internationalen Vergleich haben nur die USA (16,9 %), Deutschland (11,5 %) und Frankreich (11,3 %) ein höheres Niveau. Noch aber rangiert die Schweiz im aktuellen *Euro-Health Consumer-Index* (EHCI) auf Rang 1. Die Schweiz hat 2018 die Niederlande als bestes Gesundheitssystem an der Spitze der Rangliste abgelöst, davor holten die Niederlande während Jahren die Goldmedaille vor der Schweiz. Für 2021 prognostiziert die Konjunkturforschungsstelle der ETH Zürich einen Anstieg der Gesundheitskosten um 3,3 % und für das Jahr 2022 um 3,8 %. Dies ergeben relative Gesundheitsausgaben pro Kopf unserer Bevölkerung von CHF 10'136.— (im Jahr 2021) und CHF 10'431.— (im Jahr 2022). Da das Bruttoinlandprodukt in dieser Zeit nur gering wächst, wird die Gesundheitsausgabenquote von 11,2 % aktuell auf 12,5 % im Jahr im Jahre 2022 ansteigen.

1.2. Finanzierungsströme

> Die wesentlichen Finanzierungsströme sind weiterhin die obligatorische Krankenversicherung, die privaten Gesundheitsausgaben und die Kantone im stationären Bereich.

Zunehmend wird die Kostenneutralität eingefordert mit Fallpauschalen. Im stationären Bereich wurde 2012 in der Schweiz das Diagnose-gekoppelte Abgeltungssystem (DRG) als Steuerungsinstrument eingeführt. Es ist jedoch noch unklar, ob das DRG-System die Gesundheitskosten wirklich nachhaltig senkt. In der Praxis und im ambulanten Spitalbereich sind die Taxpunktwerte (TARMED) Steuerungsinstrumente; zunehmend wird politisch die Verschiebung von kurzstationären Aufenthalten und Interventionen in den ambulanten Bereich vorgeschrieben. Zusätzlich zur extrakorporalen Stosswellenbehandlung und der Zirkumzision in der Urologie könnten in Zukunft noch andere Eingriffe nur noch ambulant vergütet werden ("ambulant vor stationär").

1.3. Entwicklung der minimal-invasiven Urologie

> Mit der zunehmenden Alterung der Bevölkerung werden die urologischen Krankheitsbilder generell an Bedeutung gewinnen. Vor allem
> - die symptomatische Prostatahyperplasie
> - Funktionsstörungen und Harninkontinenz bei Frau und Mann
> - Prostata-, Blasen- sowie Nierenzellkarzinome
>
> werden häufiger diagnostiziert werden.

Seit Jahren entwickelt sich die Urologie konsequent von den grossen Schnittoperationen zur minimal-invasiven laparoskopisch-roboterassistierten und endoskopischen operativen Disziplin. Dies ist einerseits für die zunehmend multimorbiden Patienten ein grosser Vorteil, andererseits ermöglichen diese schonenden Verfahren auch eine ökonomische effiziente Abwicklung im stationären Bereich mit kürzerer Hospitalisation und schnellerer Erholung. Damit kann dem Patienten eine höhere erlebte Behandlungsqualität geboten werden (☞ Abb. 1.1). So ist es heute möglich, auch die grossen uroonkologischen Eingriffe vollständig laparoskopisch roboterassistiert durchzuführen – wie die Nierenteilresektion, die radikale Prostatektomie und die radikale Zystektomie mit intrakorporaler Harnableitung (☞ Abb. 1.2a-c).

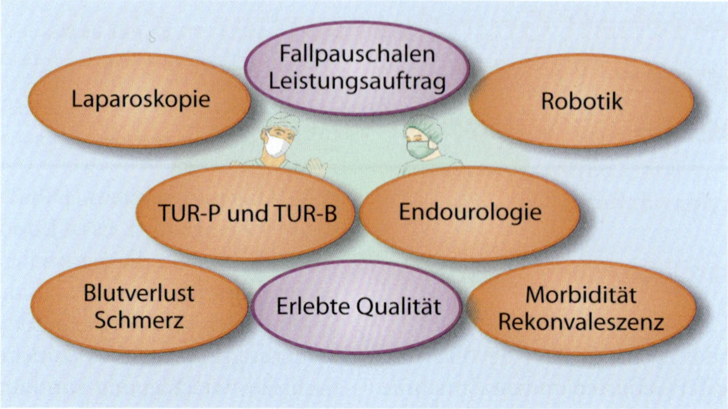

Abb. 1.1: Die minimal-invasive Urologie wird wichtiger im Spannungsfeld zwischen Fallpauschaleneinhaltung, Leistungsauftrag und erlebter Qualität.

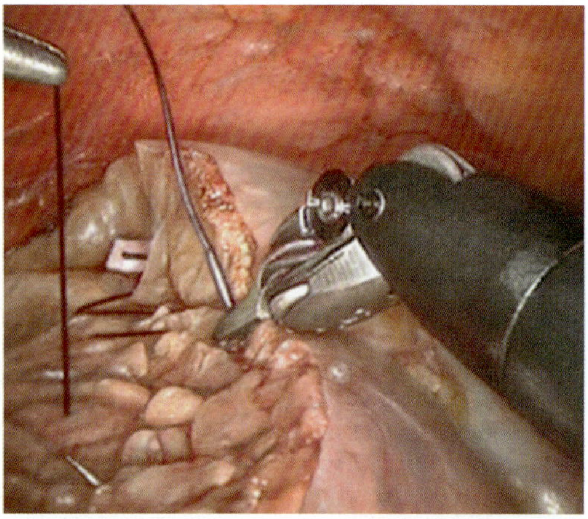

a

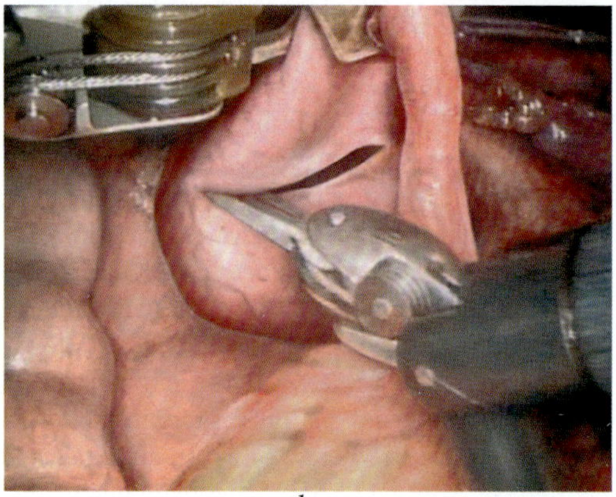

b

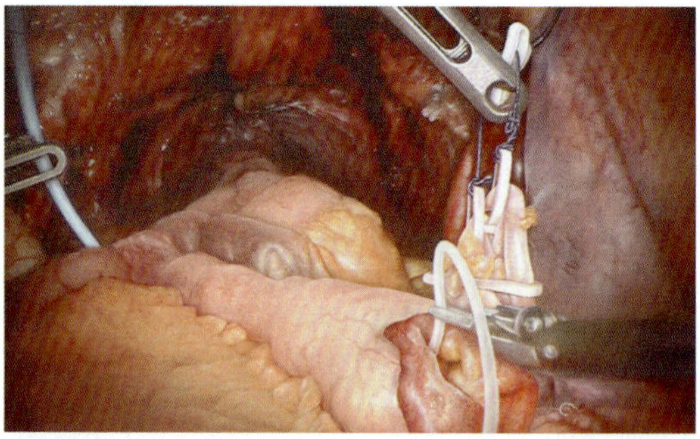

c

Abb. 1.2a-c: **a**: Roboterassistierte laparoskopische Nierenteilresektion mit Verschluss der Resektionsfläche mit fortlaufender Naht. **b**: Nierenbeckenplastik mit Resektion des gestauten Nierenbeckens. **c**: Die Harnleiterschienen werden durch den afferenten Schenkel der Neoblase durchgezogen, bevor die Harnleiterplatte (an den Haltefäden) die Ersatzblase abschliesst.

Diese Entwicklung der letzten Dekade ermöglicht zunehmend auch beim Patienten im hohen Lebensalter Eingriffe mit weniger Komplikationen und kürzerer Hospitalisationszeit, was sich an den Verweildauern von minimal invasiv ausgerichteten Kliniken im Vergleich zum Swiss Benchmark zeigen lässt (☞ Abb. 1.3a-c).

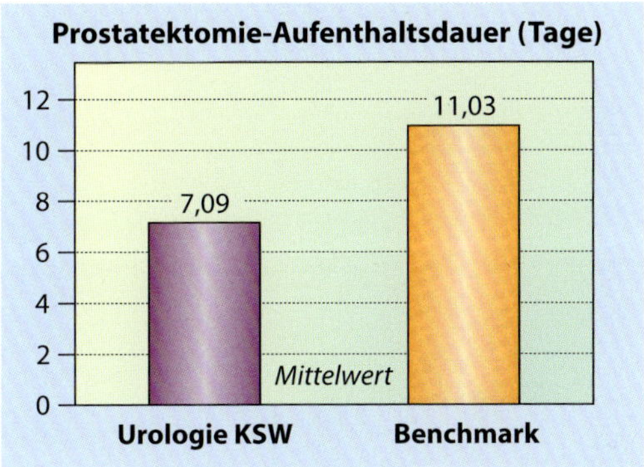

a

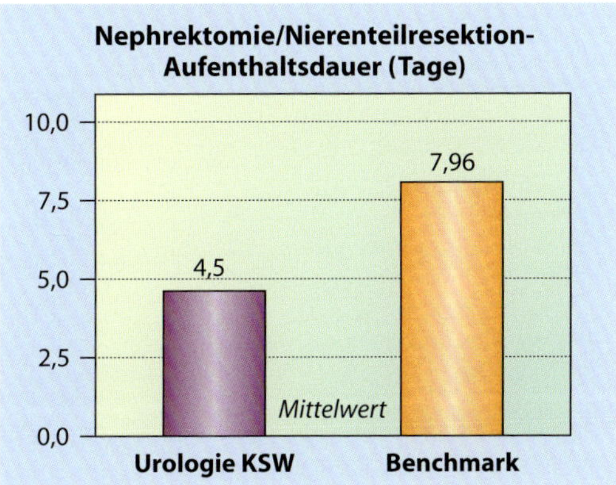

b

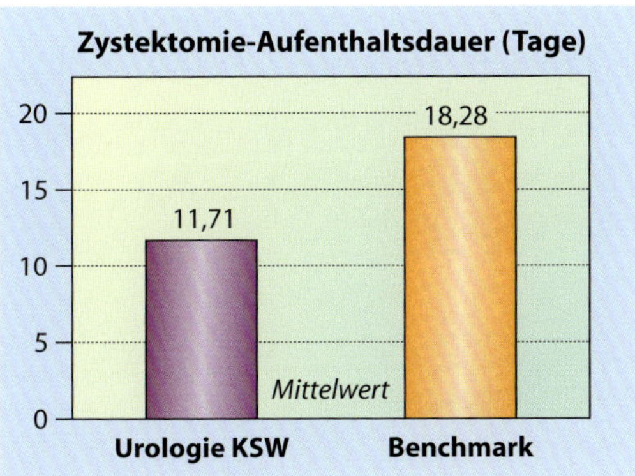

c

Abb. 1.3a-c: Stationäre Aufenthaltsdauern im Jahre 2020 in einer laparoskopisch-roboterassistiert ausgerichteten Klinik (Kantonsspital Winterthur) im Vergleich zum Schweizer Benchmark aus 23 Kliniken. Quelle: Swiss Registry Daten 2020, Schweizerische Gesellschaft für Urologie. **a**: radikale Prostatektomie, **b**: Nephrektomie/Nierenteilresektion, **c**: radikale Zystektomie.

1.4. Zusammenarbeit Grundversorger – Klinik

Die grossen kommenden Herausforderungen in der nächsten Dekade sind nur durch kompetente Teams erreichbar – sei dies in der Praxis, sei dies im Spital. Der Grundversorger und der zuweisende Arzt dürfen an die Klinik hohe Ansprüche haben. Ambulante Abklärungen sollen von den urologischen Fachärzten durchgeführt werden, die dem Zuweiser eine spezialärztliche und zeitnahe Beurteilung liefern. Notfälle wie Steinkoliken, Makrohämaturien, Nierenbeckenentzündungen oder Urosepsis sollen prompt übernommen werden. Die präoperative Abklärung wie auch die postoperative Nachbetreuung der operierten Patienten sind ein wesentlicher Teil der Partnerschaft "Praxis-Klinik", wobei sich ein Operateur seiner Verantwortung als Ansprechspartner im Verlauf nicht entzieht. Im Zeitalter des DRG wird sich die Klinik möglichst auf ihre Kernkompetenzen konzentrieren und über Spezialsprechstunden (z.B. Steine, Prostata, Inkontinenz, Neurourologie, Andrologie, Kinderurologie) ambulante Beurteilungen vornehmen und das stationäre Patientengut rekrutieren. Damit soll die Rolle des Grundversorgers als Partner zusätzlich gestärkt werden. Entsprechend ist es wichtig, dass der niedergelassene Grundversorger und der spitalärztliche Fachspezialist "im gleichen Boot" mit guter Kommunikation und Austausch sitzen. In einem solchen Dialog werden am Schluss alle zufrieden sein: Der Grundversorger erhält seine zentrale Funktion in der Früherkennung und Vorsorge sowie in der prä- und postoperativen Behandlungsphase. Die Klinik kann sich damit weiter auf ihre Kernkompetenz, der speziellen Abklärung und der Therapie sowie der Weiter-und Fortbildung konzentrieren. Letztere wird dem Grundversorger in Fortbildungsveranstaltungen wieder zurückgegeben. Damit wird der Patient in der Praxis gut abgeklärt, was wiederum die Zuweisungsqualität verbessert.

1.5. Gesundheitspolitische Veränderungen

Wirtschaftlich sollten Grundversorger wie auch die Klinik ihre Ziele erreichen können. Zunehmender Druck auf TARMED, Krankenkassen-Leistungskontrollen in den Praxen wie auch der Entzug der selbständigen ärztlichen Tätigkeit im

Kanton Zürich für Chefärzte im ambulanten Bereich 2020 sind keine wertschätzenden gesundheitspolitischen Entwicklungen, die leistungssteigernd in der Praxis und Ambulanz sind. Die Einführung von Fixlöhnen und Lohnreduktionen im öffentlichen Spital tragen nicht dazu bei, das Engagement in der Praxis wie auch im Spital zu erhöhen. Globalvergütungen im ambulanten Bereich sind weitere düstere Wolken, die die Erträge vom Grundversorger wie Spital sinken lassen würden. Letztlich führt eine zunehmende Verstaatlichung der Medizin leider zu einer Zweitklassengesellschaft im Gesundheitswesen mit Abwanderung der wertvollsten Leistungsträger in die Privatklinik, was nicht erwünscht ist. Diese Entwicklung wird das Gesundheitssystem in der Schweiz nicht billiger machen, sondern wesentlich verteuern und dabei das qualitative Versorgungsniveau vor allem der Grundversicherten senken.

Trotz allem werden wir Ärzte das Allerwichtigste nicht vergessen: dass der Patient immer im Zentrum unserer Arbeit ist. Die Dankbarkeit der Patienten kann uns keine Regulation entziehen. Damit wird eine gute subjektive Behandlungsqualität im ambulanten wie auch im stationären Bereich hoffentlich erreicht bleiben.

Literatur

beim Verfasser

2. Benigne Prostataobstruktion

Die benigne Prostataobstruktion ist eine der häufigsten Krankheiten des älteren Mannes (☞ Abb. 2.1).

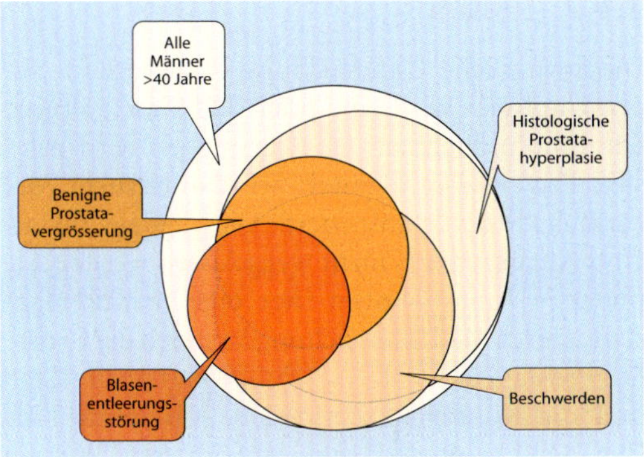

Abb. 2.1: Das Diagramm zeigt die Beziehung von histologischer Prostatahyperplasie, Prostatavergrösserung und Blasenentleerungsstörung. Die Grösse der Kreise repräsentiert nur ungefähr die statistische Häufigkeit.

Entgegen der häufig synonym verwendeten Begriffe lassen weder die rein histologische Diagnose der Prostatahyerplasie noch die reine Prostatavergrösserung einen Rückschluss auf die Symptome des Patienten zu. Diese enstehen durch die durch die ausgelöste subvesikale Obstruktion, deren Ausmass nicht direkt im Verhältniss zur Grösse der Prostata stehen.

Die Ausprägung der Obstruktion kann von leichten Miktionssymptomen bis hin zum Harnverhalt oder prostatogener Niereninsuffizienz reichen. Da aber sowohl für Miktionsbeschwerden als auch für Blasenentleerungsstörungen einige andere Ursachen in Betracht kommen, gilt es, diese durch angepasste Diagnostik auszuschliessen.

Wachstum und Entwicklung der Prostata stehen unter dem hormonellen Einfluss des Testosterons, das in der Drüse in den aktiven Metaboliten Dihydrotestosteron reduziert wird. Die 5α-Reduktase ist dafür verantwortlich. Das Wachstum beträgt ca. 3 cm^3 pro Jahr. Die maximale Flowrate nimmt pro 5 Jahre um ca. 1 ml/s ab. Dies ist aber nicht unbedingt mit einer Verschlechterung der Miktionsqualität verbunden.

2.1. Diagnostik

2.1.1. Anamnese

Die Prostataobstruktion äussert sich in Miktionsproblemen. Wir unterscheiden

- obstruktive oder Entleerungs- und
- irritative oder Speicher-Symptome

(☞ Tab. 2.1).

Entleerungs-(Obstruktive) Symptome
• Initiales Warten • Schwacher Strahl • Nachträufeln • Verlängerte Miktionszeit • Restharngefühl
Speicher-(Irritative) Symptome
• Gesteigerte Miktionsfrequenz • Imperativer Drang • Nykturie

Tab. 2.1: Miktionssymptome.

Die obstruktiven Symptome entstehen durch Schwierigkeiten bei der Entleerung der Blase, die irritativen durch Schwierigkeiten bei der Füllung der Blase.

Die Symptome selbst sind aber nicht spezifisch für die Prostataobstruktion und können auch durch andere Krankheiten bedingt sein. Häufige Ursachen sind in Tab. 2.2 aufgelistet.

Neurologische Krankheiten
• M. Parkinson • Cerebrovaskulärer Insult • Demenz • Multiple Sklerose • Schlafapnoe
Neoplastische Krankheiten
• Prostatakarzinom • Blasenkarzinom
Entzündliche Krankheiten
• Zystitis • Prostatitis
Obstruktion
• Prostataobstruktion • Blasenhalssklerose • Urethrastriktur • Phimose
Andere benige Ursachen
• Blasensteine • Blasen(Detrusor)-Unteraktivität • Blasen(Detrusor)-Überaktivität (mit oder ohne neurologische Ursache)

Tab. 2.2: Differentialdiagnose von Miktionsproblemen.

Die Miktionsanamnese ist durch eine Medikamentenanamnese zu ergänzen. Viele Wirkstoffe haben Nebenwirkungen, die die Miktionsverhältnisse negativ beeinflussen. In den meisten Fällen ist dies durch eine anticholinerge Aktivität der Medikamente bedingt, diese können unterschiedlichsten Wirkstoffklassen auftreten.

Zur Quantifizierung der Miktionsprobleme wurden Scores eingeführt und evaluiert.

> Der am häufigsten gebrauchte ist der IPSS (*International Prostate Symptom Score*). Ab 9 Punkten wird eine mässige und ab 20 Punkten eine erhebliche Störung der Miktion angenommen (☞ Tab. 2.3).

Durch den Einsatz von Scores lassen sich die subjektiv durch den Patienten empfundenen Beschwerden objektivieren. Ein Ansprechen auf die Therapie oder eine Progression könnnen so besser abgeschätzt werden. Wertvoll sind sie vor allem, wenn sie über die Zeit immer wieder erhoben werden. Ein Score von 0-7 entspricht einer leichten, ein Score von 8-19 einer mittelschweren und ein Score von 20-35 einer schweren subjektiven Störung. Damit lässt sich der Verlauf der Krankheit erfassen und die Progression abschätzen. In einigen Situationen (ältere Patienten, Sprachbarriere) ist die Anwendung hingegen abzuwägen.

2.1.2. Status

Die körperliche Untersuchung ist zwingend. Suprasymphysär wird eine prallvolle Blase palpiert. Die Empfindlichkeit der Nierenlogen wird getestet. Das äussere Genitale wird untersucht, der Meatus externus inspiziert. Die digitale rektale Untersuchung darf nicht weggelassen werden, sie findet in Knie-Ellbogen-Lage oder in Seitenlage statt. Durch die Untersuchung lässt sich die Grösse der Prostata abschätzen, Schmerzhaftigkeit testen und die Konsistenz beurteilen. Karzinome, die PSA nicht oder nur wenig exprimieren, können nur so erfasst werden.

2.1.3. Labor

Eine Messung des Serum-Kreatinins ist empfohlen. Über die PSA-Bestimmung wird in Kap. 4. berichtet.

Zur Basis-Untersuchung bezüglich Prostataobstruktion gehört eine Urinuntersuchung. Sie dient vor allem dazu, andere Krankheiten (v.a. Infekte) zu finden oder auszuschliessen. Falls der Stix Auffälligkeiten anzeigt, soll ein Sediment angefertigt und beurteilt werden, eventuell auch eine Urinkultur angelegt werden.

2.1.4. Bildgebende Untersuchungen

Bei der initialen Beurteilung sollte eine sonographische Beurteilung erfolgen. Wesentlicher Restharn von über 100 ml zeigt eine beginnende Dekompensation des Detrusors an und ist die Grundlage für einige Komplikationen der Prostataobstruktion. Die Sonographie erlaubt auch eine Beurteilung der Anatomie der Prostata und eine Beurteilung der Nieren. Die transrektale Sonographie ermöglicht eine genauere Untersuchung der Prostatagrösse diagnostisch weiterhelfen. Sie hilft auch bei der Biopsie der Prostata. Besteht ein Verdacht auf ein Prostatakarzinom hat sich das MRI als Standardbildgebung durchgesetzt. Etwaige suspekte Läsionen in der Prostata können dann in einer Fusion aus MRI und transrektalem Ultraschall gezielt biopsiert werden.

	Niemals	Seltener als in einem Fünftel der Fälle	Seltener als in der Hälfte der Fälle	Ungefähr in der Hälfte der Fälle	In mehr als der Hälfte der Fälle	Fast immer
Wie oft hatten Sie das Gefühl, dass Ihre Blase nach dem Wasserlassen nicht ganz entleert war?	0	1	2	3	4	5
Wie oft mussten Sie in weniger als 2 Stunden nochmals Wasserlassen?	0	1	2	3	4	5
Wie oft mussten Sie aufhören und wieder neu beginnen beim Wasserlassen?	0	1	2	3	4	5
Wie oft hatten Sie Schwierigkeiten, das Wasserlassen hinauszuzögern?	0	1	2	3	4	5
Wie oft hatten Sie einen schwachen Strahl beim Wasserlassen?	0	1	2	3	4	5
Wie oft mussten Sie pressen oder sich anstrengen, um mit dem Wasserlassen zu beginnen?	0 (niemals)	1 (einmal)	2 (zweimal)	3 (dreimal)	4 (viermal)	5 (fünfmal oder mehr)
Wie oft sind Sie im Durchschnitt nachts aufgestanden, um Wasser zu lassen?	0 (ausgezeichnet)	1 (zufrieden)	2 (überwiegend zufrieden)	3 (gemischt; teils zufrieden, teils unzufrieden)	4 (überwiegend unzufrieden	5 (unglücklich)
Wie würden Sie sich fühlen, wenn sich Ihre jetzigen Symptome beim Wasserlassen künftig nicht mehr ändern würden?	0	1	2	3	4	5

Tab. 2.3: Fragebogen zur Miktion. Alle Fragen beziehen sich auf den letzten Monat.

2.1.5. Uroflowmetrie

Die Uroflowmetrie ist eine sehr nützliche und nicht-invasive Untersuchung. Das Urinvolumen sollte 150 ml betragen, sonst ist die Untersuchung nicht ganz konklusiv. Der beste Parameter ist die maximale Flussrate. Fällt diese grösser als 15 ml/s aus, ist eine Obstruktion eher unwahrscheinlich.

Eine wiederholte maximale Flussrate von unter 10 ml/s kommt fast immer durch eine obstruktive Prostataobstruktion zu Stande.

2.1.6. Urodynamik

Eine weitergehende urodynamische Untersuchung ist die Druckflussstudie. Über Katheter in Blasen und Rektum kann der Blasendruck ermittelt werden. Dieser kann während kontinuierlicher Füllung und bei der Entleerung der Harnblase beurteilt werden. Diese Untersuchung ist nicht in jedem Fall notwendig, sollte aber durchgeführt werden, wenn spezielle Fragenstellung oder Symptome bestehen; so zum Beispiel bei sehr kleinen Miktionsmengen (<150 ml), grossen Restharnmengen (>300 ml), bei Patienten <50 Jahre oder >80 Jahre oder wenn bereits operative Therapieversuche nicht erfolgreich waren. Mittels Urodynamik lässt sich Ursache der Blasenentleerungsstörung genauer beurteilen sowie Erfolg und auch Risiken (z.B. postoperative Inkontinenz) einer operativen Behandlung abschätzen. Die Untersuchung ist invasiv und aufwändig und nur bei speziellen Fragestellungen indiziert.

2.2. Therapie

Ob eine Therapie eingeleitet werden soll, hängt von der Schwere der Symptome ab, aber auch davon, wie sehr sich der Patient durch die Symptome gestört fühlt und seine Lebensqualität beeinträchtigt wird. Gerade zu Beginn der Erkrankung kann ein therapeutisches Gespräch über Ursachen und Verlauf der Beschwerden durchaus Teil der Behandlung sein. Es ist heute die Regel, dass vorerst eine medikamentöse Therapie versucht wird. In den meisten Fällen kann eine medikamentöse Therapie eine chirurgische Intervention herauszögern oder auch verhindern.

2.2.1. Medikamentöse Therapie

2.2.1.1. Phytotherapeutika

Die Anwendung von Phytotherapeutika mit Sägepalmenextrakt konnte in verschiedenen Placebo-kontrollierten Studien ähnliche Verbesserung in der maximalen Flussrate der Uroflowmetrie und im IPSS bewirken wie alpha-Blocker und Dutasterid. Aufgrund eines deutlich günstigeren Nebenwirkungsprofils ist ein Einsatz als Erstmedikation durchaus sinnvoll, und derzeit stehen mehrere Präparate auf Basis von Sägepalmenextrakt auf der Spezialitätenliste des BAG.

2.2.1.2. α-Blocker

Die heute meist verwendeten Wirkstoffe sind Silodosin und Tamsulosin. Die beiden Wirkstoffe sind sich sehr ähnlich in Wirksamkeit und unterscheiden sich aber in den Nebenwirkungen. Die Wirksamkeit ist klar dokumentiert, 60-70 % der Patienten sprechen gut darauf an. Der Erfolg der Medikation stellt sich rasch ein, meist schon nach wenigen Tagen. Die Wirkung kommt durch eine Relaxation von Blasenhals und glatter Muskulatur der Prostata zu Stande, ist bezüglich der Prostataobstruktion jedoch nicht kausal. Die Nebenwirkungen, vor allem orthostatischer Schwindel, zwingen in etwa 10 % zum Abbruch der Medikation, eventuell kann eine antihypertensive Medikation reduziert werden. Unter Silodosin treten kardiale Nebenwirkungen, insbesondere Schwindel, deutlich seltener auf. Sexuelle Nebenwirkungen, insbesondere eine retrograde Ejakulation durch die Relaxation des Blasenhalses, sind aber häufiger im Vergleich zu Tamsulosin. Nasale Kongestion, Kopfschmerzen, Traurigkeit und Reflextachykardie sind eher seltene Nebenwirkungen. Der PSA-Wert wird nicht beeinflusst.

> Falls nach einigen Wochen kein Therapieerfolg zu verzeichnen ist, soll die Medikation nicht weitergeführt werden. Dann sollte nach anderen Ursachen der Miktionsproblematik gesucht werden.

2.2.1.3. 5α-Reduktase-Hemmer

Die Wirkstoffe sind Finasterid und Dutasterid. Die Bildung des aktiven Dihydrotestosterons in der Prostata wird verhindert. Es kommt dadurch zu einem Rückgang der Prostatagrösse, und auch das Grössenwachstum wird unterbrochen. Der Therapieansatz ist kausal. Eine Reduktion des Prostatavolumens von 20-30 % wird erreicht. So langsam wie die Prostataobstruktion entsteht, so langsam tritt auch die Wirkung durch diese Medikamente hervor. Ein Erfolg ist erst nach drei bis sechs Monaten zu beurteilen. Patienten mit grossen Prostatae profitieren mehr. Die häufigsten Nebenwirkungen sind Libidoverlust, erektile Dysfunktionfunktion und Ejakulationsstörungen. Bei 1-2 % der Patienten tritt eine Gynäkomastie auf. Im Zusammenhang mit dem Einsatz von Finasterid als Haarwuchsmittel ist ein bis zu vierfach erhöhtes Risiko für das Auftreten von Depressionen beschrieben worden. Die Nebenwirkungen sind meist reversibel. Anzumerken ist, dass die Gabe eines 5α-Reduktase-Hemmers eine Verminderung des PSA-Wertes um mindestens 50 % zur Folge hat, was in Vorsorge und Verlaufsbeobachtung berücksichtigt werden muss.

> Die Beziehung zwischen den 5α-Reduktase-Hemmern und aggressiven Prostatakarzinomen ist unklar. Bei einer Therapie mit Finasterid oder Dutasterid sollte deshalb ein PSA-Monitoring durchgeführt werden. Schon bei geringem Anstieg des PSA ist eine urologische Beurteilung empfohlen.

2.2.1.4. Anticholinergika

Bei vorwiegend irritativer Symptomatik können diese von Nutzen sein. Hauptproblem ist, dass durch den Einsatz dieser Medikamente ein Harnverhalt provoziert werden kann. Kontrollen des Restharns unter der Medikation sind deshalb notwendig. Gerade bei älteren Männern ist die Beeinträchtigung der kongitiven Funktion zu berücksichtigen (☞ Kapitel 10. Blasenfunktionsstörungen).

2.2.1.5. Beta-3-Agonisten

Ebenfalls bei vorwiegend irritativer Symptomatik können auch eingesetzt werden, auch wenn spezifische Studiendaten für die Prostataobstruktion fehlen. Die Verträglichkeit dieser Medikamentenklasse ist im Vergleich zu den Anticholinergika deutlich besser (☞ Kapitel 10. Blasenfunktionsstörungen).

2.2.1.6. Phosphodiesterase-Hemmer

Diese Wirkstoffe werden für die Behandlung der erektilen Dysfunktion eingesetzt: Für alle zugelassenen Phosphodiesterase-Hemmer konnte eine Verbesserung der Miktions-Symptome gezeigt werden, für Tadalafil auch eine Verbesserung des maximalen Harnstrahls. Dieses Medikament ist für eine Behandlung der Prostataobstruktion zugelassen und offeriert sich bei gleichzeitig bestehender erektiler Dysfunktion. Der Wirkungsmechanismus ist nicht ganz klar. Das Medikament ist nicht kassenpflichtig.

2.2.1.7. Kombinationstherapie

> - Eine Kombination von α-Blocker und 5α-Reduktase-Hemmer ergibt den besten Therapieerfolg
> - Initial werden beide Medikamente verschrieben, wobei der α-Blocker häufig nach etwa 6 Monaten abgesetzt werden kann
> - Einerseits werden die Symptome rasch beseitigt und andererseits die Prostatagrösse reduziert

Ebenfalls möglich ist die Kombination von Anticholinergika und α-Blockern. Hierunter können vor allem persistierende Speichersymptome behandelt werden, falls eine α-Blocker-Monotherapie nicht anspricht. Generell sollten vorher andere Ursachen für die persistierenden Beschwerden ausgeschlossen worden sein. Aufgrund des Risiko des Harnverhaltes muss die Restharnmenge kontrolliert werden.

2.2.2. Operative Therapie

2.2.2.1. Transurethrale Resektion der Prostata

> Der goldene Standard für Prostatagrössen bis 80 ml ist nach wie vor die transurethrale Elektroresektion der Prostata.

Die chirurgische Therapie bedeutet Hospitalisation für einige Tage. Der Eingriff kann in lumbaler Anästhesie oder in Vollnarkose durchgeführt werden. Bei zwingender Salicylat-Medikation muss diese nicht unbedingt abgesetzt werden. Die Blutungskomplikationen werden dadurch aber etwas häufiger. Das Transfusionsrisiko beträgt auch in Ausbildungskliniken deutlich weniger als 5 %. Die Reinterventionsrate unmittelbar postoperativ beträgt 2-3 %. Eine postoperative Inkontinenz ist heute eine Rarität bei der benignen Prostataobstruktion. Die Sexualfunktion bleibt in der Regel bis auf die retrograde Ejakulation, welche eigentlich obligat ist, unverändert. Einige Patienten erleben eine Verbesserung der erektilen Funktion. Die postoperative Phase ist gekennzeichnet durch eine irritative Miktionssituation, die sich mit der Heilung der inneren Wunde über Wochen langsam erholt.

Aufgrund des zunehmenden Risiko von Komplikationen bei Operationszeiten von mehr als einer Stunde sollte die Grösse der Prostata 80 ml nicht deutlich übersteigen.

Die Notwendigkeit, wegen einer Spätkomplikation eine Re-Intervention vornehmen zu müssen, ist mit 1 pro 100 Eingriffe pro Jahr klein. Die häufigeren Ursachen sind Rezidiv der Prostataobstruktion, Urethrastriktur und Blasenhalssklerose. Die Indikationen für die operative Therapie sind in Tab. 2.4 zusammengefasst.

Benigne Prostataobstruktion – Indikationen für die operative Therapie
• Urinretention (Restharn >100-150 ml) • Rezidivierende Harnwegsinfekte • (Rezidivierender) Harnverhalt • Blasensteine • Prostatogene Niereninsuffizienz • Blasendivertikel • Störende Miktionsverhältnisse trotz medikamentöser Therapie

Tab. 2.4: Indikationen für die operative Therapie bei benigner Prostataobstruktion.

2.2.2.2. (Roboterassistierte) Prostataadenom-Enukleation

Die offene Adenomenukleation stellt die älteste Behandlungsmethode der Prostataobstruktion dar. Über einen suprapubischen Zugang wird entweder von der Blase her oder durch die Prostatakapsel das Adenom mit dem Finger ausgelöst. Der Behandlungserfolg der Methode ist in vielen Publikationen eindrücklich beschrieben. In der offenen Methode ist aber auch in modernen Fallserien mit Transfusionsraten bis zu 15 % und einer (vorübergehende) Inkontinenzrate von bis zu 10 % zu rechnen. Unter Anwendung des Operationsroboters und Anpassung des Operationsverfahrens stellen perioperative Transfusionen heute eine Seltenheit dar. Bei Verwendung eines extravesikalen Vorgehen mit Anastomosierung des Blasenhalse in die Prostataloge tritt auch keine postoperative Dranginkontinenz mehr.

> Durch die roboterassistierte Adenomenukleation können die gleichen Behandlungserfolge wie beim offenen Vorgehen mit beträchtlich niedrigeren Komplikationsrate erreicht werden. Aufgrunddessen stellt dieses Vorgehen heute an vielen Kliniken die Standardmethode zur Behandlung von Prostatavolumen >80 ml dar.

2.2.2.3. Lasertherapien der Prostataobstruktion

Bei der Lasertherapie der Prostata erfolgt in den meisten eine transurethrale Enukleation des des Adenomgewebes entlang der Kapsel. Das Prostatagewebe muss zum Abschluss der Operation in der Blase zerkleinert (morcelliert) werden. Mit dieser Methode ist die Behandlung von Prostatagrössen von 30 bis mindestens 150 ml möglich. Im Vergleich der korrespondierenden Behandlungsmethoden TUR-P und (roboterassitierte) Adenomenukleation werden ähnliche Ergebnisse in Bezug auf die Verbesserung des Harnstrahls und die Reduktion der Symptome erreicht. Dem etwas geringen Blutungsrisiko die Laseranwendung steht die gerade bei grösseren Prostatae verlängerte transurethrale Operationszeit mit möglicherweise erhöhtem Risiko für Harnröhrenstrikturen entgegen. Die heute genutzten Lasermodalitäten Thulium und Holmium weisen keine grossen Unterschiede im Benutzungsprofil auf.

2.2.2.4. Alternative operative Verfahren

In den letzten Jahren sind eine Vielzahl an alternativen internventionell/bzw. operativen Behandlungsverfahren bei Prostataobstruktion beschrieben worden. Die meisten dieser Verfahren wurden noch nicht in randomisierten Studien gegen die Standardverfahren (TUR-P, Adenomenukleation) getestet. Hier wird deshalb nur auf einige Verfahren eingegangen.

Die **Prostataarterien-Embolisation**, durchgeführt von interventionellen Radiologen, zeigte in Studien im Vergleich zur TUR-P eine deutlich geringere Verbesserung von Harnstrahl und Miktionsbeschwerden. Auch zeigte sich die Eingriffszeit deutlich länger, und es profitieren wohl nur ausgewählte Patientengruppen mit hohem Blutungsrisiko.

Bei der **Uroliftmethode** werden sich selbst haltendende kleine Implantate in die prostatische Harnröhre eingebracht, welche die Prostata zurückdrängen. Diese Methode bringt im Vergleich zur TUR-P geringere Beschwerdeverbesserung, kann aber in Lokalanästhesie mit geringem Blutungsrisiko und unter Erhalt der Ejakulationsfunktion durchgeführt werden.

Bei der **Wasserdampfablation der Prostata** (Rezum) wird in Kurznarkose Wasserdampf in die Prostata appliziert. Es kommt zum Untergang des obstuierenden Gewebes und zur Verbesserung von Beschwerden und Harnstrahl. Das volle Ausmass der Behandlung wird erst nach etwa 3 Monaten erreicht. Die Operationszeit und das Blutungsrisiko sind geringer als bei der TUR-P, auch kann die Ejakulation häufiger erhalten werden. Wie gut die Verbesserung von Harnstrahl und Beschwerden im Vergleich zur TUR-P wirklich ist, kann aktuell noch nicht bewertet werden.

2.3. Bemerkungen

2.3.1. Harnverhalt

In der Regel ist ein Harnverhalt aufgrund von Anamnese und klinischer Untersuchung leicht zu diagnostizieren. Schwierigkeiten entstehen dann, wenn die Anamnese schwierig zu erheben ist, wie dies zum Beispiel bei dementen Patienten der Fall ist. Gelegentlich liegt einer Hospitalisation mit akutem Abdomen ein Harnverhalt zu Grunde. Therapeutisch wird ein Dauerkatheter eingelegt. Bei normalem Kreatinin darf der Katheter mit Ventil versehen werden, ansonsten wird offen in einen Urinbeutel abgeleitet, bis sich die Nierenwerte erholt haben. Ein Ablassen des Urins wird alle 2-3 Stunden empfohlen, um eine Retonisierung der Blase zu erleichtern. Ein Einmalkatheterismus ist nur bei einem reflektorischen Harnverhalt sinnvoll. Ein Auslassversuch soll erst ein paar Tage später versucht werden. Dazu ist die Aufnahme einer α-Blocker-Medikation sinnvoll. Die initial abgelassene Urinmenge sollte gemessen werden. Dieser Wert hat prognostische Bedeutung. Wenn mehr als 1.000 ml Urin abgelassen werden, ist ein Auslassversuch deutlich seltener erfolgreich.

2.3.2. Katheterismus

Dieser ist bei einem Harnverhalt nötig. Nach Desinfektion wird Gel in die Urethra eingefüllt. Diesem Gel sind Desinfektionsmittel und ein Lokalanästhetikum beigegeben. Ein Moment der Geduld lohnt sich hier, damit das Anästhetikum einwirken kann. 10 ml Gel sind genug um die männliche Harnröhre zu füllen. Der Katheter sollte aus Silikon hergestellt sein, Latex-Katheter sind wegen der vermehrten Urethrastrikturen obsolet. Der Katheter sollte Charrière 14 oder 16 sein, dünnere Katheter sind schlechter steuerbar, dickere für den Patienten unangenehmer. Das Einführen wird erleichtert, wenn der Katheter mit einer Tiemannspitze versehen ist. Entscheidend ist das Strecken der Urethra während dem Einführen des Katheters. Der Ballon sollte erst geblockt werden, wenn Sicherheit darüber besteht, dass der Katheter bis in die Blase vorgeschoben werden konnte: Er muss ohne Widerstand längsbeweglich sein und sollte Urin fördern. Oft ist das Auge des Katheters durch Gleitgel verstopft. Dieser Pfropf lässt sich durch Husten des Patienten oder milden Druck auf die Blase suprasymphysär herauspressen. Wenn der Patient beim Blocken des Ballons Schmerzen angibt, soll sofort wieder deblockiert werden. Der Katheter liegt dann nicht richtig.

Literatur

beim Verfasser

3. Phytotherapeutika beim benignen Prostatasyndrom

3.1. Pathophysiologie der benignen Prostatahyperplasie und mögliche Wirkmechanismen von Phytotherapeutika

Die Prostata wächst durch Veränderung der Sexualhormone ab der 4. Lebensdekade. Das Ungleichgewicht zwischen Androgenen und Östrogenen triggert eine erhöhte Aktivität der 5α-Reduktase mit konsekutiv erhöhtem Dihydrotestosteron (☞ Abb. 3.1).

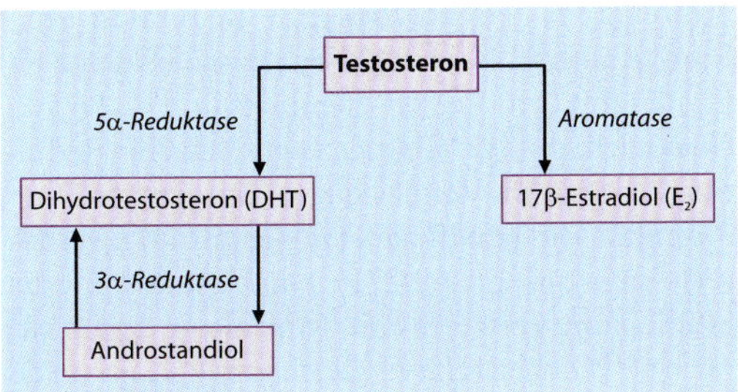

Abb. 3.1: Pathophysiologie der BHP.

Die Kombination aus erhöhtem Androstandiol und Östrogenen wie auch infammatorische Prozesse fördern das periurethrale Drüsenwachstum.

> Mögliche Wirkmechanismen von Phytotherapeutika umfassen anti-inflammatorische, antiproliferative, spasmolytische und anti-androgene Effekte wie die Inhibition der Enzyme 5α-Reduktase und Aromatase.

Die Extrakte werden aus Früchten, Blättern oder Wurzeln verschiedener Pflanzen gewonnen (☞ Abb. 3.2). Zur Therapie des benignen Prostatasyndroms (BPS) wurde eine Vielzahl (mehr als 30 Einzelwirkstoffe) an phytotherapeutischen Präparaten untersucht. Im Folgenden wird auf eine Auswahl von Präparate eingegangen, welche sich Ihrer Herkunft nach unterteilen lassen:

- Sägepalmfruchtextrakte (*Sabal serrulata, Serenoa repens*)
- Brennesselwurzelextrakte (*Urtica dioica*)
- Kürbiskernextrakte (*Cucurbita pepo*)
- Phytosterole (*Hypoxis rooperi*, β-Sitosterin)
- Kombinationspräparate

Es existieren teil grosse Unterschiede bezüglich Extraktionsverfahren und standardisierter Qualität. Nebenwirkungen bei der Verwendung von Phyto-

Früchte der Sägezahnpalme (a)	*Sabal serrulata, Serenoa repens*
Südafrikanisches Sternengras (b)	*Hypoxis rooperi*
Phytosterole, Wurzeln von Pinien und Kiefern	
Brennesselwurzel (c)	*Urtica dioica*
Kürbiskerne (d)	*Cucurbita pepo*
Pollenextrakte (e)	z.B. Roggenpollen (*Secale cereale*)
Rinde des Afrikanischen Pflaumenbaums	*Pygeum africanum*

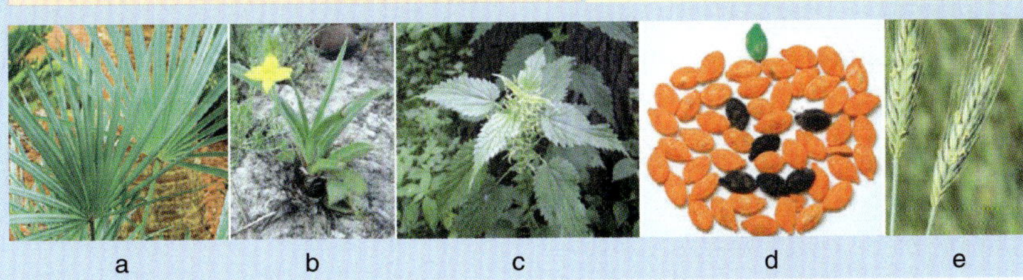

Abb. 3.2: Häufigste Pflanzenextrakte zur Behandlung des benignen Prostatasyndroms.

therapeutika sind selten, mild und in den meisten Studien vergleichbar mit jenen von Placebo.

3.2. Aktuelle Studienlage

Von allen Phytotherapeutika zur Therapie des BPS liegen zu **Sägepalmenfruchtextrakten** die umfangreichsten Studien und Metaanalysen vor. Grundsätzlich sind bei Sägepalmfruchtextrakten hexanische (HESr) von nicht-hexanischen (nHESr) Extrakten zu unterscheiden. Insbesondere der n-Hexan-Liposterol-Extrakt wurde in zahlreichen Studien untersucht. n-Hexan-Liposterol-Extrakt zeigte eine signifikant bessere Wirkung als Placebo in der Reduktion nächtlicher Miktionen sowie in der Steigerung der Harnstrahlstärke. Unter Einnahme von n-Hexan-Liposterol-Extrakt über 26 Wochen konnte eine vergleichbare Verbesserung des IPSS und der Harnstrahlstärke wie unter Einnahme von Tamsulosin oder der kurzfristigen Einnahme von Finasterid gezeigt werden. Der negative Einfluss auf die Sexualfunktion war im Vergleich zu Tamsulosin (retrograde Ejakulation) und Finasterid (erektile Dysfunktion, Libidoverlust) deutlich geringer. Eine weitere Metaanalyse stütz diese Resultate. Ein kürzlich publiziertes sytematisches Review mit Netzwerk-Metaanalyse schloss ausschliesslich prospektiv randomisierte Studien ein. Im Langzeitverlauf von 12 Monaten konnte eine signifikante Wirkung aufgezeigt werden, wobei der Effekt bei HESr ausgeprägter war als bei nHESr. In der aktuellen Leitlinie der EAU wird nur HESr in die Analyse einbezogen, da es die einzige phytotherapeutische Substanz ist, welche gemäss des Komitees für pflanzliche Medizinprodukte (HMPC) der europäischen Arzneimittelbehörde eine "allgemeine medizinische Verwendung" (sogenannter *well established use*) aufweist. Gemäss Leitlinie kann HESr bei jenen Männern mit BPS in Betracht gezogen werden, die unerwünschte Wirkungen, insbesondere hinsichtlich der Sexualfunktion, vermeiden möchten.

Phytotherapeutische **Kombinationspräparate** für den Einsatz des BPS werden von verschiedensten Herstellern angeboten. Allerdings unterscheiden sich die Präparate in der Zusammensetzung sowie im Ausmass der vorliegenden klinischen und präklinischen Daten. Bei den Kombinationspräparaten liegen aktuell zu einem Kombinationspräparat aus Brennesselwurzelextrakt und Sägepalmenfruchtextrakt (PRO 160/120) die umfangreichsten Daten vor (Prostaplant®-F). Im Vergleich zu Placebo führte PRO 160/120 nach 24 Wochen zu einer Reduktion des IPSS Symptomscores um 6 Punkte, während im Placebo-Arm eine Reduktion um 4 Punkte auftrat. Nach 24 Wochen wurden alle Patienten mit dem Verum therapiert und bis 96 Wochen nachverfolgt. Hierbei zeigte sich eine Reduktion des IPSS im Vergleich zum Ausgangswert um 9 Punkte, die maximale Harnstrahlstärke verbesserte sich um 2,0 ml/s. In einer randomisierten Studie zum Vergleich mit Tamsulosin zeigte sich nach 60 Wochen eine vergleichbare Reduktion der Symptome. Kein statistisch signifikanter Unterschied bestand des Weiteren zwischen Finasterid und PRO 160/120 hinsichtlich der Verbesserung der maximalen Harnstrahlstärke über einen Beobachtungszeitraum von 2 Jahren. Hinsichtlich der Nebenwirkungen traten unter PRO 160/120 deutlich weniger Beeinträchtigungen der Sexualfunktion (verringertes Ejakulatvolumen, erektile Dysfunktion) auf als unter Finasterid.

	5α-Reduktase-Hemmer (Finasterid)	Alphablocker (Tamsulosin)	Sabal-Extrakt	Urtica-Extrakt
Hemmung 5α-Reduktase	+		+	
Hemmung Aromatase			+	+
Blockierung α1-Rezeptoren		+	+	
Antiinflammatorisch			+	+
Antiproliferativ	+		+	+
Reduktion des Prostatavolumens	+			
Immunmodulation				+

Tab. 3.1: Wirkungsmechanismus von Sägepalmen(Sabal)- und Brennessel(Urtica)-Extrakten.

Zusammenfassend zeigt das Kombinationspräparat PRO 160/120 in randomisierten Studien eine dem Placebo überlegene Wirkung bei im Vergleich zu synthetischen Präparaten vergleichbarer Wirksamkeit hinsichtlich der Verbesserung des BPS.

Brennesselwurzelextrakte werden in der Therapie von LUTS sowohl in Mono- als auch in Kombinationspräparaten eingesetzt. Da die Studienlage insbesondere zur Monotherapie widersprüchlich ist, steht eine abschliessende Beurteilung noch aus. **Kürbiskernextrakte** werden ebenfalls sowohl in Mono- als auch in Kombinationstherapie verwendet. Auch hier sind die Daten widersprüchlich. Bei den Phytosterolen wird insbesondere dem β-Sitosterin eine relevante Wirkung nachgesagt. Es liegen die Daten zweier Placebo-kontrollierter Studien über 6 Monate vor, welche sowohl eine Reduktion des IPSS als auch eine Verbesserung der Harnstrahlstärke aufweisen konnten. Aufgrund der geringen Nachbeobachtungszeit sowie dem in der Placebo-Gruppe auftretenden ausgeprägten therapeutischen Effekt steht auch bei den Phytosterolen eine abschliessende Bewertung aus.

3.3. Schlussfolgerungen für den klinischen Alltag

In Anbetracht der vorliegenden Studien sowie den in den Studien untersuchten Patientenpopulationen ist eine Phytotherapie insbesondere bei Patienten mit leichten bis mittelschweren Miktionsbeschwerden in Betracht zu ziehen. Des Weiteren sollte im Hinblick auf eine medikamentöse Therapie des BPS die Erwartung des Patienten an die Therapie sowie das Spektrum potentieller Nebenwirkungen in den Entscheidungsprozess einfliessen. Insbesondere angesichts potentieller Störungen der Sexualfunktion wie Ejakulationsstörungen bei den Alphablockern und Erektionsstörungen und Libidoverlust unter Einnahme von 5α-Reduktase-Hemmern kommt phytotherapeutischen Präparaten bei jüngeren Patienten mit leichtem bis moderatem Leidendruck eine relevante Bedeutung zu. Bei kritischer Betrachtung der aktuellen Datenlage erfüllen sowohl HESr als auch das Kombinationspräparat PRO 160/120 die Vorgabe des Vorliegens randomisierter Langzeitdaten.

3.4. Zusammenfassung

Die Datenlage zu Phytotherapeutika in der Therapie des benignen Prostatasyndroms (BPS) ist weiterhin uneinheitlich. Daher sollte jedes Präparat isoliert betrachtet werden, da sich Extraktionsverfahren und Zusammensetzung unterscheiden. Einzelne Präparate wie das hexanische Extrakt der Sägepalmfrucht (HESr) und ein Kombinationspräparat aus Sägepalmfruchtextrakt und Brennesselwurzelextrakt (PRO 160/120) konnten im Vergleich zu Placebo eine signifikante Verbesserung sowie eine vergleichbare Wirkung wie synthetisch-medikamentöse Standardtherapien des BPS erzielen.

Phytotherapeutika zeichnen sich durch eine gute Verträglichkeit, geringe Nebenwirkungen und eine unbeeinflusste Sexualfunktion aus. Phytotherapeutika, welche über suffiziente Daten aus randomisierten Studien verfügen, kommen für Patienten mit geringer bis moderater Symptomatik in Betracht, insbesondere wenn synthetische Präparate abgelehnt oder aufgrund ihres Nebenwirkungsspektrums für den Patienten nicht tolerabel sind. Die aktuelle Leitlinie der EAU spricht eine Empfehlung für HESr als medikamentöse Option für jene Patienten aus, welche eine Beeinträchtigung der Sexualfunktion vermeiden möchten.

Literatur

beim Verfasser

4. PSA und Prostatakarzinom

4.1. Epidemiologie

Das Prostatakarzinom des Mannes ist eine spezielle Entität, da es sich klinisch in verschiedenen Verlaufsformen darstellen kann. Zum einen gibt es prävalente Prostatakarzinome, welche in der Regel per Zufall in den Gewebsspänen des Prostataresektats nach TUR-P auffallen oder aber in Autopsien nachweisbar sein können. Lichtmikroskopisch zeigen diese Prostatakarzinome meist eine sehr gute Differenzierung mit erhaltenen Drüsen und dem typischen Gleason Score von 3+3 (dies entspricht in der neuen Nomenklatur der Gradierungsgruppe ISUP 1). Die Verlaufsform ist langsam bis sehr langsam wachsend. Zum anderen gibt es dann aber noch die aggressive Prostatakarzinome, welche ossäre und nicht selten auch viszerale Metastasen bilden und neben einer hohen Morbidität auch für die wirtschaftlichen Kosten sowie die eigentliche tumorspezifische Mortalität verantwortlich sind. Während man die erste Entität entweder aktiv überwacht (beim Mann mit >10 Jahren Lebenserwartung, "*active surveillance*", immer noch kurativ) oder aber auch beobachtet bis gegebenenfalls Symptome auftreten ("*watchful waiting*") und erst dann eine symptombezogene Therapie einleitet, muss die zweite Entität möglichst direkt und aggressiv therapiert werden. In der Literatur spricht man auch von einem "*two faced disease*". Das Problem der Früherkennung ist nun die hohe Detektion der ersten Karzinomentität, wobei jedoch vor allem die zweite für die Mortalität, Kosten und Morbidität verantwortlich ist. Bei der ersten Entität ist hingegen häufig von Überdiagnosen die Rede.

4.2. PSA-Screening in der Praxis

Wichtig in der Praxis vor Durchführung eines PSA-Bluttestes ist die Information an den Mann, dass der PSA-Wert im Graubereich

- a) nicht tumorspezifisch ist und damit auch bei Entzündung oder nach einem Orgasmus unspezifisch erhöht sein kann sowie
- b) die Information, dass bei einem erhöhten Wert und nachfolgender Biopsie auch oben erwähnte insignifikante Karzinome detektieren können. Diese gut differenzierten Karzinome sollten dann überwacht werden, da aufgrund des *Sampling Errors* eine höhergradige Aggressivität trotz MRI und Template-Biopsie nie sicher ausgeschlossen werden kann

Erst nach Informationen bezüglich dieser beiden Fakten sollte der Praktiker den PSA-Wert bestimmen.

Welcher Wert ist nun für einen Mann normal?

- Männer zwischen 50 und 75 Jahren zeigen auf populationsbasierter Ebene zu 50 % einen PSA-Wert zwischen 0 und 1 ng/ml
- Zu 30 % liegt der Wert zwischen 1 und 2 ng/ml und zu 10 % zwischen 2 und 3 ng/ml
- Ein ähnlich grosser Teil wie die letzte Gruppe, rund 10 %, wird einen Wert >3 ng/ml haben

Wenn man als Normalität die Häufigkeitsverteilung zu Grund legt, wäre damit ein Wert bis 2 ng/ml als "normal" anzusehen. In der Vergangenheit wurde basierend auf Screeningstudien ein PSA-Wert zwischen 3 bzw 4 ng/ml als Grenzwert angesehen. Doch genau da fangen dann die Probleme der Früherkennung an. In einer viel zitierten Studie wurde gezeigt, dass auch unter 4 ng/ml die Karzinomprävalenz hoch ist. Doch ist es "das Prostatakarzinom", welches es zu diagnostizieren gilt? Die Antwort lautet klar und deutlich **nein**. Einzig das klinisch relevante Prostatakarzinom ist für den Praktiker von Interesse; die Prävalenz des Prostatakarzinoms ist hoch und wurde schon in Studien aus den 1950er Jahren beschrieben und in aktuellen Autopsiestudien wiederholt bestätigt. Dies ist auch der Grund, warum die *number needed to screen*, also die Anzahl an Männern, die man mit einem Prostatakarzinom detektieren muss, um einen einzigen Mann vor dem Karzinomtod zu bewahren, hoch ist. In gross angelegten Studien wie der Europäischen ERSPC wurde mehrfach bewiesen, dass ein PSA-Screening die Mortalität um mindestens 20-30 % reduziert – mit dem Nachteil der Überdiagnosen. Um letztere zu verhindern ist eine Prostatabiopsie sorgfältig abzuwägen. Ein ähnliches Phänomen findet sich sowohl beim Mammakarzinom als auch beim Schilddrüsenkarzinom. Die amerikanische Studie PLCO fand hingegen keine Reduktion der Mortalität. Dies verwundert aber auch nicht, da die Kontrollgruppe zu 90 % ebenfalls einen PSA-Test hatte (sogenannte "Kontamination der Kontrollgruppe"): Die Teilnehmer der Kontrollgruppe machten einfach auf eigene Faust einen PSA-Test. Damit fand in der PLCO-Studie kein Vergleich-PSA zur Kontrolle, sondern organisierter PSA-Test zu nicht-organisiertem PSA-Test statt. Manch Autor kommentierte dies wie folgt: "*The PLCO-Trial compared lemons with lemons and found no difference*". Trotzdem hält sich das Vorurteil, der PSA-Test bringe keinen Vorteil in der Mortalität, hartnäckig.

4.3. Risikokalkulation und Abwägung der Indikation zur Prostatabiopsie

Eine Prostatabiopsie ist zu diskutieren bei einem pathologischem PSA-Wert und/oder pathologischem Tastbefund mit indurierter, knotiger Prostataoberfläche.

Die Indikation zur Biopsie sollte aber gut überlegt sein. Neben dem Komorbiditätsprofil ("*do biopsy only in men who will benefit from treatment*") mit einer Lebenserwartung von mindestens 10 Jahren ist sowohl die Nebenwirkung einer möglichen Therapie als auch die Detektion von indolenten Tumoren zu orientieren. Erst dann sollte eine Biopsie in Erwägung gezogen werden (sogenanntes "***Informed Decision Making***"). Dabei empfiehlt es sich, den PSA-Wert an das Drüsenvolumen zu korrelieren und erst ab einer bestimmten Risikokonstellation eine Biopsie durchzuführen. Extern validierte Risikokalkulatoren sind z.B. jener aus der Rotterdamer PSA-Studie mit dem Namen "SWOP". Dieser Kalkulator ist gratis im Netz erhältlich und ermöglicht eine multivariable Risikoeinschätzung.

Um relevante Tumore möglichst früh zu erfassen und andererseits "gutmütige Alterstumore" nicht zu biopsieren, wurden altersabhängige *Cut-off*-Werte vorgeschlagen. Allerdings sind Schwellenwerte nicht sehr hilfreich, da eine grosse Prostata automatisch relativ mehr PSA exprimieren wird als eine kleine Drüse. Ausserdem können subklinische Entzündungen den PSA-Wert erhöhen. Eine Antibiotikatherapie *ex juvantibus* wird aber ganz klar nicht empfohlen, sondern wie oben beschrieben eine Risikokalkulation.

Die PSA-Anstiegsgeschwindigkeit von 0,25, 0,5 oder 0,75 ng/ml pro Jahr galt in der Vergangenheit als suspekt. Heutzutage wird die Anstiegsgeschwindigkeit aufgrund falsch-positiver Befunde jedoch nicht mehr empfohlen.

Als zweiter wichtiger Marker gilt weiterhin die Ratio, also der Anteil des freien PSA verglichen zum Gesamt-PSA. Bei einem Quotienten unter 20 % ist in einigen Studien eine vermehrte Aggressivität nachgewiesen worden. Ausserdem hat der *Prostate Health Index* (PHI), also die Bestimmung verschiedener weiterer Kallikreine zusammen mit dem PSA, erfolgversprechende Resultate gezeigt. Doch die meisten anderen Versuche, durch neue Serummarker Verbesserungen der vorhergesagten Genauigkeit des PSA-Wertes zu schaffen, sind im Wesentlichen gescheitert. Bis zu 50 % der diagnostizierten Prostatakarzinome in der europäischen Screeningstudie waren wenig aggressiv und damit zumindest zum Teil "insignifikant". Bei diesen Patienten mit guter Lebenserwartung und wenig Komorbiditäten mit einem nicht behandlungsbedürftigen Prostatakarzinom sollten als aktive Nachsorge in regelmässigen Abständen neben PSA-Verlaufsbestimmungen auch Prostatabiopsien erfolgen, um ein seltenes Fortschreiten der Erkrankung rechtzeitig zu erfassen ("*Active Surveillance*", ☞ Tab. 4.1). Mit diesem Ansatz wird die häufig kritisierte Übertherapie reduziert.

PSA-Bestimmungen	
PSA <1,0 ng/ml	Wiederholung in bis zu 4 Jahren
PSA 1,0-2,0 ng/ml	Wiederholung in bis zu 3 Jahren
PSA 2,0-3,0 ng/ml	Wiederholung in 1 Jahr
Active Surveillance	
PSA-Bestimmung	2x/Jahr
Prostatabiopsie	1x/Jahr
Bioptische Wahrscheinlichkeit ein für aggressives Prostatakarzinom (Gleason Score ≥7), transrektale Biopsie; medianes Alter 69 Jahre	
PSA <1 ng/ml	0,5 %
PSA 1-2 ng/ml	2 %
PSA 2-3 ng/ml	5 %
PSA 3-4 ng/ml	7 %

Tab. 4.1: PSA- und Biopsiehäufigkeit sowie Wahrscheinlichkeit für das aggressive Prostatakarzinom.

Vor einer PSA-Bestimmung und Biopsie soll der Patient nicht nur über die Wahrscheinlichkeit eines insignifikanten bzw. klinisch relevanten Karzinoms, sondern auch über die potentiellen Therapieschritte informiert werden. Falsch hohe PSA-Werte entstehen bei hohem Drüsenvolumen, akuter (subklinischer) Prostatitis, akutem Harnverhalt oder mechanischen Prostatamanipulationen wie Katheterisierungen, Prostatamassage oder längeren Velofahrten. Es wird empfohlen, mindestens 3 Tage vor PSA-Abnahme nicht zu ejakulieren, da die Halbwertszeit des proteingebundenen PSA 2-3 Tage beträgt.

4.4. Bildgebende Verfahren

In den letzten Jahren hat es einige Verbesserungen in der Entdeckung von Prostatakarzinomen gegeben. Die Magnetresonanztomographie (MRT) mit sogenannter Endorektalspule erlaubt die zurzeit sicherlich beste Darstellung der Prostata (☞ Abb. 4.1).

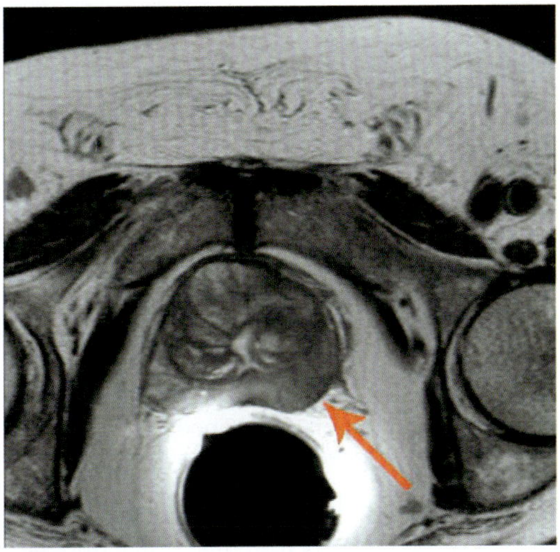

Abb. 4.1: Die heute zuverlässigste Darstellung des Prostatakarzinoms erlaubt die MRI-Untersuchung mit Endorektalspule (Pfeil).

Die häufig zitierte PROMIS-Studie konnte eine Sensitivität von 87 %, aber lediglich eine Spezifität von 47 % für die Detektion klinisch-relevanter Prostatakarzinome zeigen. Zum Ausschluss eines Karzinoms ist das MRT damit nicht geeignet. Wird hingegen ein klinisch relevantes Karzinom vermutet, ist ein MRT zur Planung einer fusionierten Biopsie von Ultraschall und MRT sehr wertvoll.

In Kombination mit der Diffusionswichtung, bei welcher der Brown`sche Molekularbewegung der interzellulären Flüssigkeit Rechnung getragen wird, wird eine weitere Differenzierung zwischen Tumorgewebe und benigner Hyperplasie möglich. Das häufig propagierte PSMA-bzw. Cholin-PET-CT sollte hingegen nur durchgeführt werden, wenn daraus therapeutische Konsequenzen abgeleitet werden können. Hier können isolierte Lymphknotenmetastasen im Rahmen eines Lokalrezidives bei einem PSA-Relaps dargestellt werden. Abschliessend sei noch die Elastographie erwähnt. Sie hat ihren Stellenwert aufgrund enttäuschender Studienergebnisse ziemlich klar verloren. Zusammenfassend kann gesagt werden, dass sich zum jetzigen Zeitpunkt das MRT wirklich durchgesetzt hat. Schlussendlich ist aber eine Biopsie mit Fusion der transrektalen Sonographie und des MRT notwendig, um ein klinisch relevanten Karzinom zu beweisen.

4.5. Therapie des Prostatakarzinoms

> Therapeutische Möglichkeiten zur kurativen Behandlung lokalisierter Prostatakarzinome sind heute die radikale Prostatektomie und die externe Hochvoltbestrahlung.

Andere Therapieoptionen wie die Kryotherapie, die Radiofrequenz-Ablation, der hochintensive fokussierte Ultraschall (HIFU) und die *High-Dose-Rate* (HDR)-Brachytherapie müssen noch als experimentell angesehen werden. Die LDR-Brachytherapie gerät jedoch immer mehr in den Hintergrund.

4.5.1. Radikale Prostatektomie

In den vergangenen 20 Jahren hat die radikale Prostatektomie grosse technische Fortschritte durchgemacht. Früher waren grosse Blutverluste, Harninkontinenz, Impotenz und postoperative Tumorprogression häufig. Heute werden meist sehr gute onkologische und funktionelle Resultate erreicht. Während früher am Zeitpunkt der Operation bereits fortgeschrittene Tumore vorlagen und eine Heilung verunmöglichten, sind wir heute meist mit Frühkarzinomen konfrontiert. Die erwartete Heilungsrate liegt demnach bei 85-90 %. Verbesserte anatomische Kenntnisse und technischer Fortschritt führten zu schonender Operationstechnik und damit auch besseren funktionellen Resultaten der Kontinenz und Potenz. Der Eingriff kann offen retropubisch und perineal oder laparoskopisch erfolgen. Die neueste Entwicklung ist die roboterassistierte Technik ("daVinci"-Prostatektomie). Eine iliakale Lymphadenektomie wird bei einem PSA über 10 ng/ml und bei aggressivem Tumormuster (Gleason-Score >6) durchgeführt. Die ausgeweitete Kleinbeckenlymphadenektomie (über 10 Lymphknoten im Präparat) erlaubt ein genaueres Staging, wird onkologisch aber kontrovers diskutiert. Bei vorliegenden Lymphknotenmetastasen kann nämlich in den allermeisten Fällen keine Heilung erreicht werden, da es sich zum Zeitpunkt der Operation bereits um eine Systemkrankheit handelt.

Die Erhaltung der Kontinenz ist für die postoperative Lebensqualität des Patienten entscheidend (☞ Abb. 4.2+4.3).

Die nervenschonende Operationstechnik unter Erhaltung der Samenblasenspitzen ist dabei nicht nur für die Erhaltung der Erektion, sondern auch für den Kontinenzapparat sinnvoll. Die Erhaltung der neurovaskulären Bündel (doppelseitig, einseitig, unmöglich) korreliert dabei direkt mit den funktionellen Resultaten. Bei fraglich kapselüberschreitendem Wachstum (T3) oder aggressivem Karzinomwachstum (Gleason-Score >7) sollte eine Nervenschonung zurückhaltend durchgeführt oder darauf verzichtet werden. Die prä- und postoperative Beckenbodentherapie hilft möglicherweise, die Miktionsreflexe schneller wieder zu normalisieren. Operative Referenzzentren erreichen optimale Kontinenzraten um 95 % (0-1 Einlagen) und Potenzraten mit oraler Medikation um 75 % nach einem Jahr, wobei eine nervenschonende Präparation für den Verschlussmechanismus vorteilhaft ist. Die Rehabilitation von Verschlussapparat und Schwellkörperfunktion kann bis zu 12 Monate in Anspruch nehmen. Studien weisen hin, dass die regelmässige postoperative Einnahme eines Phosphodiesterasehemmers (Sildenafil, Tadalafil, Vardenafil) die Schwellkörperrehabilitation signifikant verbessert. Unabhängig von der Gefässnervenschonung bleiben Libido und Orgasmusempfindung erhalten.

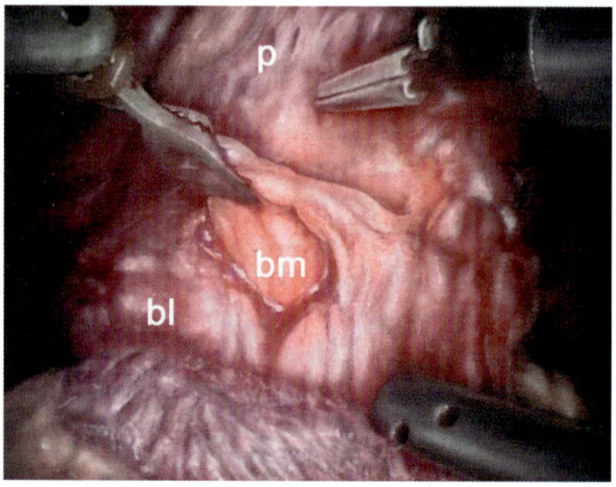

Abb. 4.2: Ein schmaler Blasenhals verbessert die Frühkontinenz. **P**: Prostata, **bm**: Blasenschleimhaut, **bl**: Blase.

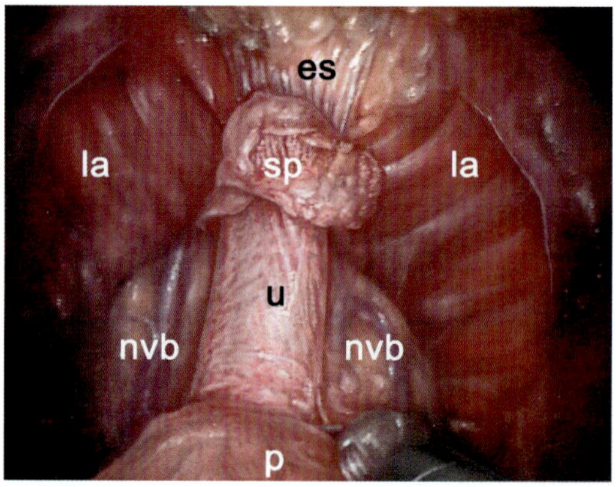

Abb. 4.3: Die Erhaltung der Harnkontinenz ist für die Lebensqualität nach radikaler Prostatektomie entscheidend. Ein langer Harnröhrenstumpf (**u**) und die Erhaltung der neurovaskulären Bündel (**nvb**) sind dafür wichtig. **P**: Prostata, **la**: Beckenboden, **sp**: Santorini-Venen-Plexus, **es**: externer Schliessmuskel.

Die radikale retropubische Prostatektomie wird in der Schweiz immer noch am häufigsten durchgeführt. Die Bauchdecke wird über eine untere mediane Laparotomie eröffnet und das Cavum Retzii stumpf entwickelt. Das Peritoneum wird nach kranial abgeschoben. Die Apexpräparation und die vesiko-urethrale Anastomose sind technisch anspruchsvoll. Viele Operateure benutzen eine Lupenbrille und Stirnlampe. Grössere Blutungen sind selten. Der Eingriff kann in Vollnarkose oder Regionalanästhesie vorgenommen werden. Eine Periduralanästhesie kann perioperativ weiterbenutzt werden. Die radikale perineale Prostatektomie wird nur in wenigen Zentren angeboten. Der Zugang zur Lymphadenektomie ist dabei sehr erschwert und wird meist nicht vorgenommen. Die Patienten können früh mobilisiert werden, Stuhlinkontinenzen sind selten. Die laparoskopische roboterassistierte Technik ("daVinci"-Technologie) zeigt eine rasche Verbreitung und wird in den USA inzwischen von jeder Universität angeboten. Aktuell werden zirka 70 % der radikalen Prostatektomien in den USA roboterassistiert durchgeführt. In der Schweiz wurde diese Technik 2002 eingeführt und standardisiert, inzwischen sind 36 Geräte(!) in der Schweiz im Einsatz, so dass die Frage nach den Kosten sowie den Fallzahlen erneut diskutiert werden muss. Die Kamera und 2-3 Arbeitsinstrumente werden dabei an Roboterarmen angeschlossen. Ein Arzt assistiert am Patiententisch. Der Operateur sitzt an einer Steuerkonsole, wo er die Instrumente über einen Tremorfilter, einer 3-dimensionalen Sicht und 10- bis 12-facher Vergrösserung führt. Die verwendeten Instrumente haben die Freiheitsgrade eines Handgelenkes, sodass auch abgewinkelte Bewegungen auf engstem Raum kontrolliert möglich werden.

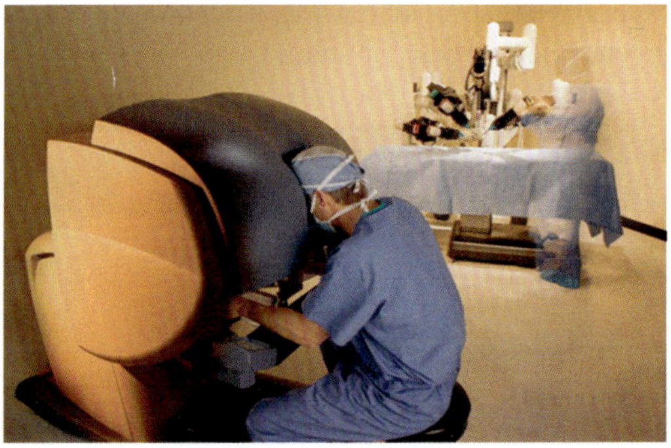

Abb. 4.4: Die daVinci-Technik besteht aus einer Arbeitskonsole (Vordergrund) und dem Roboterstativ (Hintergrund). Das Stativ hält die Kamera und 2-3 Instrumentenarme. Der Chirurg führt die Instrumente von der Konsole mit 3-dimensionaler Sicht und voller Bewegungsfreiheit.

Mit allen beschriebenen Methoden können optimale Resultate erreicht werden. Die Erfahrung des Chirurgen mit seiner Technik bleibt entscheidender für den onkologischen und funktionellen Outcome als das jeweils gewählte Verfahren. Heute werden in der Schweiz 78 % der radikalen Prostatektomien minimal invasiv roboterassistiert durchgeführt.

4.5.2. Kurative Strahlenverfahren

Das lokalisierte Prostatakarzinom kann mit 2 Verfahren routinemässig bestrahlt werden: die Low-Dose-Rate (LDR)-Brachytherapie und die externe Bestrahlung. Bei der LDR-Brachytherapie werden reiskorngrosse Strahlenquellen ("*Seeds*") direkt in der Prostata platziert. Das Radioisotop ist Jod-125 oder Palladium-103. Perkutan sonographisch gesteuert werden je nach Prostatagrösse zwischen 40 und 70 solcher Seeds über 15-25 Hohlnadeln in der Prostata abgesetzt (☞ Abb. 4.5).

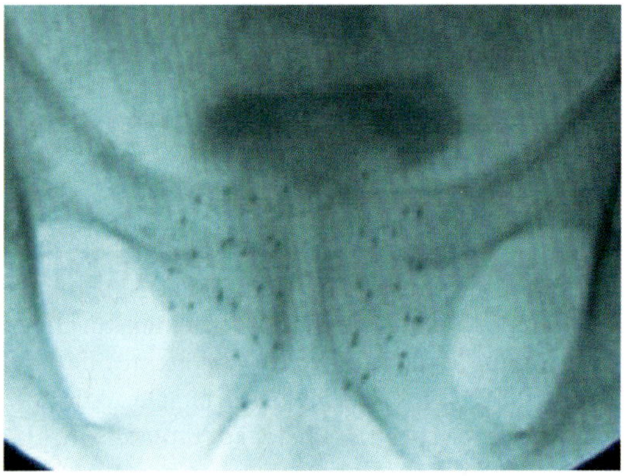

Abb. 4.5: Postoperatives Bild der implantierten *Seeds* im Röntgen-Leerbild.

Die *Seeds* sind für die Umwelt unbedenklich, und es sind keine besonderen Strahlenschutzvorkehrungen nötig. Der Eingriff ist wenig invasiv und wird in Allgemein- oder Regionalanästhesie durchgeführt. Die Hospitalisation ist mit 3 Tagen kurz. In der Schweiz wurden die ersten LDR-Brachytherapien 2001 durchgeführt. Die Behandlungskosten werden seit 2005 von den Krankenkassen als obligatorische Leistung übernommen. Die Technik ist nur für Karzinome mit niedrigem und mittlerem Rezidivrisiko geeignet und schliesst grosse Drüsen über 60 g wegen der postoperativ möglichen Miktionsprobleme aus. Nach 2-4 Jahren sind noch ca. 50 % der Patienten potent, 5-8 % der Patienten berichten über gastrointestinale und 5 % über Urge-Symptomatik. Harninkontinenzen sind eine Seltenheit. Die meisten Patienten benötigen vorübergehend einen Alpha-1-Rezeptorenblocker, selten eine transurethrale Resektion der Prostata (TUR-P). Insgesamt ist jedoch zu bemerken, dass die Brachytherapie langsam aber sicher zu Gunsten der Prostatektomie und der Strahlentherapie grösstenteils gewichen ist.

Die externe Hochvoltbestrahlung wird unter bestmöglichster Schonung von Blase und Rektum ambulant über 7 Wochen durchgeführt, wobei 35x 2 Gy (70 Gy) appliziert werden. Die Methode ist schmerzfrei. Die neueste Entwicklung (Intensitäts-modulierte Radiotherapie, IMRT) wird durch einen Linearbeschleuniger ermöglicht und erlaubt präzise Dosen über 80 Gy. Die Nachbestrahlung der Prostataloge bei einem pT3-Befund oder positiver Absetzungsränder kann nach abgeschlossener Rehabilitation des Kontinenzapparates 3-6 Monate postoperativ oder sekundär bei ansteigendem PSA (spätestens bei 0,5 ng/ml) durchgeführt werden.

4.5.3. Palliative Hormontherapie und chemoendokrine Therapie: Vor Kastrationsresistenz

Patienten mit einem "*watchful waiting*" (PSA-Verlaufskontrollen in ca. 1-jährlichen Abständen) oder einer PSA-Progression nach einer kurativen Bestrahlung oder radikalen Prostatektomie sind häufig über Jahre beschwerdefrei. Die Antihormontherapie ist der nächste Therapieschritt, der bei einer PSA-Verdoppelungszeit unter 12 Monate oder Auftreten von symptomatischen Metastasen dem Patienten angeboten werden kann. Die Hormonablation kann entweder chirurgisch mittels subkapsulärer Orchiektomie oder LHRH-Injektionstherapie erfolgen. Männer mit Multimorbidität und eingeschränktem Bewegungsradius sind um eine einmalige chirurgische Therapie dankbar. Viele Männer verkraften die Antihormontherapie mit 3- oder 6-monatlichen Injektionen von LHRH-Analoga besser. Dabei kommt es unter maximaler LH-Ausschüttung zu einem Testosteron-Peak im Hoden, der dann nach zirka 12 Tagen innert Stunden zu einem Sistieren der LH-Ausschüttung über einen negativen Feedback-Mechanismus in Testosteronwerten im Kastrationsbereich endet. Die vollständige Hormonblockade mit einem zusätzlichen peripheren Androgenblocker zum Abdecken der Testosteronrezeptoren ist in den ersten 2 Wochen nach Beginn einer LHRH-Analoga-Therapie nötig. Des Weiteren ergibt sich dadurch die Möglichkeit, auch die 5 % der Nebennieren-Testosteron-Produktion in der Peripherie abzudecken. Eine Antihormontherapie zeigt entsprechende hypogonadale Nebenwirkungen, die belastend für den Patienten sein können. Hitzewallungen, Schweissattacken, Zunahme des viszeralen Fettgewebes, Abnahme der Muskelmasse, Osteoporose oder depressive Zustandsbilder ge-

Wirkstoff	Produkt	Dosierungs-intervall (Monate)	Wirkstoffmenge (mg)	Galenik
Leuprorelinacetat	Eligard®	1	7,5	Atrigel®
		3	22,5	
		6	45	
	Lucrin Depot®	1	3,75	Suspension
		3	11,25	
	Leuprorelin Sandoz®	1	3,6	Implantat
		3	5	
Goserelinacetat	Zoladex® SafeSystem®	1	3,6	Feststoffdepot
	Zoladex® LA SafeSystem	3	10,8	
Triptorelinacetat	Decapeptyl® Retard	1	3,75	Suspension
	Pamorelin LA®	1	3,75	Suspension
		3	11,25	
	Triptorelin LA®22.5	6	22,5	
Buserelinacetat	Suprefact® Depot	2	6,3	Implantat
Degarelix*	Firmagon®	1	80	Suspension

Tab. 4.2: Medikamentöse Therapie des Prostatakarzinoms mit LHRH-Analoga in der Schweiz.
* Degarelix ist ein LHRH-Antagonist.

hören zu den möglichen hypogonadalen Beschwerden. Deshalb muss der Zeitpunkt einer Hormonentzugstherapie überlegt gewählt werden. Die in der Schweiz erhältlichen LHRH-Analoga sind in Tab. 4.2 gezeigt.

Mit dem Daten der CHAARTED-Studie sowie jenen Ergebnissen der STAMPEDE-Studie wurde zudem deutlich, dass Männer mit Metastasen von einer frühen kombinierten chemoendokrinen Therapie (also der Kombination aus einem Taxan und dem Hormonentzug) profitieren. Dabei scheinen vor allem Männer mit hoher Metastasenlast bzw. viszeralen Metastasen zu profitieren. An dieser Stelle sei erwähnt, dass die biologische Wertigkeit von Metastasen unterschiedlich ist. Knochenmetastasen sind biologisch weniger aggressiv als pulmonale Filiae, diese wiederum weniger als hepatische Filiae. Dies erkennt man deutlich am medianen Überleben bei Patienten mit Kastrationsresistenz. Ausserdem sollen Knochenmetastasen in den Extremitäten einen anderen Stellenwert haben als jene am Stamm. Klinisch ist jedoch stets die Gesamtkonstellation zu betrachten: Welche Komorbiditäten liegen vor? Wie alt ist der Patient biologisch? Sind die Metastasen schmerzhaft? Für die Chemotherapie mit Taxanen ist eine gute Leberfunktion notwendig, weniger jedoch die Nierenfunktion. Docetaxel verkleinert die Metastasen, lässt den PSA-Wert abfallen und erzielt, ebenso wie wenn nach der Hormontherapie in der Kastrationsresistenz gegeben, eine Lebensverlängerung. Als Nebenwirkungen zeigen sich Leukopenien, Durchfälle und Thromboseneigung. Als Kastrationsresistenz wird dabei ein steigender PSA-Wert oder eine Zunahme der Metastasenlast in der Bildgebung bezeichnet, obwohl serologisch der Testosteronspiegel <1,7 ng/ml ist; der Tumor findet dann andere, interne Quellen, um an die Androgensynthese anzuschliessen. Idealerweise sollte der Testosteronspiegel <0,7 ng/ml reduziert werden, da dies prognostisch günstiger ist. Die Daten der LATITUDE-Studie sowie jene aus dem STAMPEDE-Trial haben zudem nahe gelegt, dass der direkte, kombinierte Hormonentzug (das heisst wie oben beschrieben eine Orchiektomie oder aber eine Injektionstherapie) zusammen mit dem Präparat Abiraterone einen Überlebensvorteil bringt.

4.5.4. Zweitlinientherapie im Stadium der Kastrationsresistenz

Eine Zweitlinientherapie mit zusätzlicher Hormonblockade ist durch die Präparate Enzalutamide und Abiraterone möglich geworden. Beide Präparate können sowohl vor als auch nach der Chemotherapie im Stadium der Kastrationsresistenz verabreicht werden und verlängern das Leben im Median um wenige Monate.

Bei manifesten Knochenmetastasen wurden in der Vergangenheit Bisphosphonate (Zoledronat) in monatlichen Abständen hausärztlich oder an der Klinik infundiert. Diese linderten auch die tumorbedingten Knochenschmerzen und schützten vor metastasenbedingten Frakturen. Als Nebenwirkungen können Magendarmbeschwerden, grippeähnliche Symptome oder selten Kieferknochennekrosen auftreten. Die Nierenfunktion musste bei Bisphosphonatgabe jedoch intakt sein. Seit der Einführung des monoklonalen Antikörpers Denosumab hat die klinische Wertigkeit von Bisphosphonaten jedoch abgenommen. Denn Denosumab kann subkutan (also nicht per Kurzinfusion wie bei den Bisphosphonaten) verabreicht werden. Ausserdem kann dieser Antikörper auch bei reduzierter Nierenfunktion gegeben werden. Zur Osteoporoseprophylaxe empfiehlt sich zusätzlich die kombinierte Gabe von Calcium und Vitamin D. Symptomatische Hydronephrosen können mit einer Pigtaileinlage entlastet werden. Liegen symptomatische Knochenmetastasen beim kastrationsresistenten Prostatakarzinomen vor (also steigendes PSA trotz eines Testosteronspiegels <1,7 ng/ml), kann eine Radium 223-Therapie erwogen werden. Hier zeigt sich ebenso eine Verbesserung des Überlebens, allerdings dürfen keine viszeralen Metastasen vorhanden sein, da diese von dem Alphastrahler nicht therapiert werden.

4.6. Zusammenfassung

Die Früherfassung eines Prostatakarzinoms ist Voraussetzung für einen kurativen Behandlungsansatz. Die individuelle Vorsorgeuntersuchung mit PSA-Bestimmung und digital-rektaler Untersuchung sind die ersten diagnostischen Schritte, die Prostatabiopsie sichert den Karzinomverdacht. Die Wiederholungsintervalle des PSA-Wertes sollten unbedingt an den letzten Wert gekoppelt werden; bei Werten >3 ng/ml muss zudem eine Kopp-

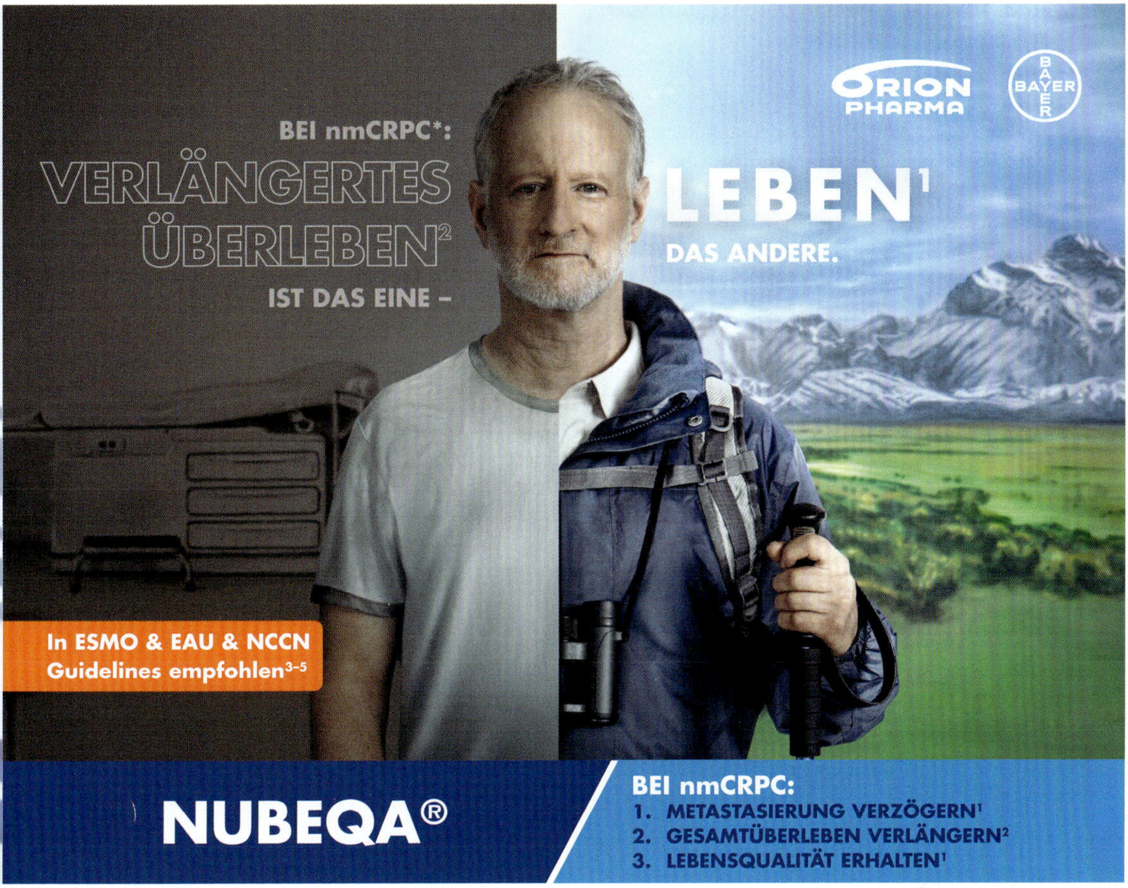

ORION PHARMA
BAYER
BEI nmCRPC*:
VERLÄNGERTES ÜBERLEBEN[2]
IST DAS EINE –
LEBEN[1]
DAS ANDERE.
In ESMO & EAU & NCCN Guidelines empfohlen[3–5]
NUBEQA®
BEI nmCRPC:
1. METASTASIERUNG VERZÖGERN[1]
2. GESAMTÜBERLEBEN VERLÄNGERN[2]
3. LEBENSQUALITÄT ERHALTEN[1]

lung an das Prostatavolumen durchgeführt werden. Eine Biopsie ist erst nach guter Abwägung der Vor- und Nachteile durchzuführen, um die Überdiagnosen des Prostatakarzinoms so gering wie möglich zu halten. Nicht jedes Prostatakarzinom muss behandelt werden, das behandlungsbedürftige Karzinom muss aber rechtzeitig diagnostiziert sein. "*Screen men who will benefit*" lautet die Maxime. Die kurativen Therapieverfahren, radikale Prostatektomie und externe Hochvolttherapie, bieten beim klinisch lokalisierten Prostatakarzinom vergleichbar gute Heilungsschancen. Das Resultat jeder Behandlung hängt von der Erfahrung des Behandlungsteams beziehungsweise des Chirurgen ab. Im fortgeschrittenen Stadium ist die Hormonentzugstherapie immer noch der Grundpfeiler, gestützt von der Osteoporoseprophylaxe und Taxan-basierten Chemotherapien.

Literatur

beim Verfasser

5. Hämaturie

5.1. Grundlagen

Die Urindiagnostik dient bereits seit der Antike als diagnostisches Hilfsmittel. Auch heutzutage kann diese einen Fingerzeig darstellen, um weitere Untersuchungen zu indizieren.

Hämaturie wird definiert als eine Blutbeimengung im Urin. Diese kann mit dem Auge sichtbar sein (Makrohämaturie) oder lediglich mit chemischen oder mikroskopischen Methoden nachgewiesen werden (Mikrohämaturie).

Makrohämaturie

Die Makrohämaturie tritt bereits bei weniger als 1 ml Blutbeimengung pro 100 ml Urin auf. Diese kann eingeteilt werden nach Farbe, zeitlichem Auftreten während der Miktion und begleitender Symptomatik. Die Färbung kann zwischen frischer (erdbeerrot) und alter Blutung (bordeauxrot) unterscheiden. Je nach Farbintensität kann zwischen starker und schwacher Blutung unterschieden werden. Zusätzlich kann von einem Abgang von Blutgerinnseln oder selbst Gewebefetzen berichtet werden.

Mikrohämaturie

Von Mikrohämaturie oder Erythrozyturie spricht man ab dem Auffinden von 3-5 Erythrozyten pro Gesichtsfeld in 400-facher Vergrösserung in der Urinmikroskopie. Eine für Erythrozyturie positive Urinstreifenanalyse bedarf zum tatsächlichen Nachweis der Mikrohämaturie eine bestätigende mikroskopische Untersuchung des Urinsediments, da falsch positive Ergebnisse durch chemische Kreuzreaktionen (z.B. Myoglobinurie) hervorgerufen werden können.

Die Hämaturie kann als isoliertes Symptom auftreten, kann jedoch auch im Rahmen eines Symptomkomplexes mit Schmerzen oder irritativen Symptomen einhergehen.

Symptomatische/Schmerzhafte Hämaturie	Schmerzlose/Asymptomatische Hämaturie
• Akute Urolithiasis • Entzündliche Erkrankungen der Harnwege • Traumatische Harnwegsverletzungen • Vaskuläre Ursachen • ggf. Tumorerkrankungen der Harnwege • Endometriose • autoerotische Manipulationen	• Asymptomatische Urolithiasis (Nephrolithiasis) • Tumorerkrankungen der Harnwege • Prostatakarzinom • Benigne Prostatahyperplasie • Gerinnungsstörungen • Chronische Entzündungen der Harnwege • Chronische Urolithiasis • Medikamentöse Ursachen • Nephrologische Erkrankungen • Hämatologische Erkrankungen • Erkrankungen der umliegenden Organe/ Endometriose • Vaskuläre Ursachen
Endogen bedingte Urinverfärbungen	**Exogen bedingte Urinverfärbungen**
• Pyurie • Fäkalurie • Chylurie • Lebererkrankung/Ikterus • Hämolyse • Rhabdomyolyse • Porphyrie • *Purple urine bag syndrome* (☞ Kap. 5.5.2.)	• Nahrungsmittel (z.B. Rote Beete, Rhabarber) • Lebensmittelfarbstoffe • Nitrofurantoin (rostgelb/braun) • Metronidazol (braun) • Rifampicin (leuchtend rot/orange) • etc.

Tab. 5.1: Übersicht der häufigsten zugrundeliegenden Erkrankungen bei Hämaturie und Urinverfärbungen.

Makroskopische Urinverfärbungen können durch die Beimengung von endogenen, metabolischen oder exogenen z.B. alimentären oder medikamentösen Abbauprodukten ausgelöst werden.

5.1.1. Einteilung

- Symptomatische/Schmerzhafte Hämaturie
- Asymptomatische/Schmerzlose Hämaturie
- Mikroskopische Urinverfärbungen

Weitere Details ☞ Tab. 5.1

5.1.2. Screening

Moderne Richtlinien zur Abklärung von Hämaturie versuchen den Kompromiss zwischen dem Entdecken relevanter Diagnosen, sowie das Risiko und Kosten von Überdiagnostik zu finden. Aus Screeningstudien an asymptomatischen Populationen ist bekannt, dass eine Hämaturie bei bis zu 6,5 % (2-30 %) aller gesunden Erwachsenen nachzuweisen ist. Von diesen wiederum ist bei 35-65 % ein therapiebedürftiges Leiden zu finden. Zudem ist bekannt, dass Frauen einem höheren Risiko einer verzögerten Diagnose für ein urotheliales Malignom ausgesetzt sind – vermutlich auch aufgrund einer Bagatellisierung rezidivierender Harnwegsinfekte oder rezidivierender Hämaturie, bei der von Verunreinigungen der Proben ausgegangen wird.

Zudem ist bekannt, dass die Einnahme antikoagulierender oder antiaggregierender Medikamente, die Abklärung der Hämaturie nicht beeinflussen sollte. Mehrere Studien konnten zeigen, dass die Auftretenswahrscheinlichkeit von Hämaturie unter genannten Therapien nicht erhöht ist und somit das gleiche Risiko einer Malignomdiagnose besteht. Im Gegenteil wird sogar eine demaskierende Funktion gerinnungshemmender Medikamente in Bezug auf Malignome des Harntraktes diskutiert.

Ausgeprägte körperliche oder sexuelle Aktivität können zu falsch positiven Mikrohämaturie ohne pathologische Ursache führen. Genauso kann eine extensive Diurese ein eigentlich positives Urinsediment (3-5 EC/GF 400x) als negativ erscheinen lassen.

All diese Faktoren implizieren eine kontextbasierte Hämaturieabklärung. So unterscheiden die neusten amerikanischen Richtlinien zur Hämaturieabklärung Risikokategorien, welche sich auf Alter, Geschlecht, Raucherstatus, quantitative Urinuntersuchung (Sediment) und vorherige Abklärungen beziehen.

5.1.3. Diagnostisches Vorgehen

Die Bestimmung der Ätiologie der Hämaturie oder einer Urinverfärbung kann durch eine Vielzahl diagnostischer Verfahren erfolgen.

Entscheidend für die Wahl der entsprechenden Massnahmen ist die eingehende Anamneseerhebung:

- Miktionsanamnese
- Schmerzanamnese
- Vorerkrankungen
- gynäkologische Anamnese
- Medikamentenanamnese (Gerinnungshemmer!)
- Ernährungsgewohnheiten

Bei der Miktionsanamnese ist explizit nach dem Auftreten der Hämaturie zu fragen undob es sich um eine initiale, terminale oder totale Hämaturie handelt. Zur genauen Diagnostik ist die Dreigläserprobe hilfreich.

Zudem muss zur Abklärung eine ausgiebige körperliche Untersuchung erfolgen, einschliesslich vaginaler und rektaler Untersuchung.

Je nach klinischem Kontext ergänzt eine Laboruntersuchung des Blutes (Blutbild, Entzündungsparameter, Nierenfunktion und Gerinnungsstatus) die Diagnostik. Die weitergehende apparative und invasive Diagnostik hängt von den entsprechenden Befunden ab. Ergänzend zu Urinschnelltests sollte eine weitergehende Diagnostik mittels Urinsediment und Urinkultur erfolgen, da es vor allem bei der Makrohämaturie zu falsch negativen oder positiven Testergebnissen anderer Urinparameter kommen kann.

Nach Behandlung einer Mikrohämaturie, welche einer infektiösen Ursache zugeschrieben wurde, sollte im Anschluss an die Therapie der Infektion, ein konfirmatorischer Ausschluss einer persistierenden Mikrohämaturie erfolgen.

5.2. Schmerzhafte Hämaturie

5.2.1. Urolithiasis

Eine durch Urolithiasis verursachte Hämaturie kann je nach Steinlage durch einen vom Nierenbecken ausgehenden, kolikartigen Schmerz begleitet sein. Typisch ist in diesem Fall das spontane Auftreten in Verbindung mit Übelkeit und Erbrechen. Häufig besteht eine Ausstrahlung der Schmerzen, welche je nach Position des Steines verschieden sein kann (u.a. eine Ausstrahlung in die äusseren Genitalien bei distalem Ureterstein). Begleitend kann es vor allem bei prävesikalen Steinen zu irritativen Miktionsbeschwerden wie Dysurie oder Pollakisurie kommen.

Auch die meist asymptomatische Nephrolithiasis und sowie eine seltene asymptomatische Ureterolithiasis, können eine Mikro- oder sogar Makrohämaturie auslösen. Die Hämaturie wird durch Läsionen des Urothels verursacht.

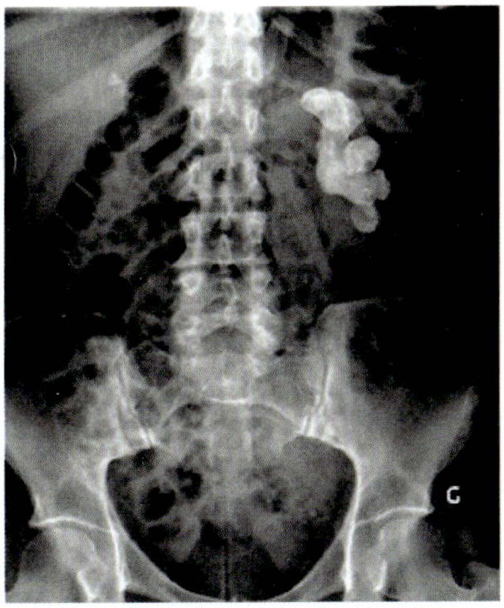

Abb. 5.1: Ausgussstein der linken Niere.

Neben Steinlokalisationen im oberen Harntrakt, können auch Steine im unteren Harntrakt auftreten. So sind Blasensteine, Prostatasteine und Harnröhrensteine beschrieben. Diese führen meist ebenfalls zu einer Hämaturie, zeichnen sich jedoch durch eine vorwiegend irritative Symptomatik aus.

Nachgewiesen werden diese entweder durch eine röntgenologische Bildgebung oder durch eine Zystoskopie.

Die diagnostischen und therapeutischen Aspekte eines Harnsteinleiden werden in Kapitel 6. besprochen.

5.2.2. Entzündliche Erkrankungen der Harnwege

> Entzündliche Erkrankungen der Harnwege sind der häufigste Grund für den Nachweis einer Makrohämaturie.

Auf die verschiedenen Krankheitsbilder urogenitaler Infektionen geht Kapitel 9. ein. Zu den unterschiedlichen infektionsbedingten Krankheitsbildern sei in diesem Kapitel folglich vor allem darauf hingewiesen, dass rezidivierende urogenitale Infekte häufig Symptome funktioneller oder maligner Grunderkrankungen sind.

Fatal lässt sich dieser Umstand im Diagnoseverzug feststellen, welcher vor allem für das Urothelkarzinom bei Frauen bekannt ist. Studien belegen, dass die Wahrscheinlichkeit von weiterreichender Diagnostik für weibliche Geschlecht deutlich niedriger ist, da Infekte häufig für habituell und Hämaturien für Verunreinigungen gehalten werden,

5.2.3. Schmerzhafte Hämaturie bei Trauma

Selbst Bagatelltraumata können zu einer Verletzung der Harnwege führen. In Verbindung mit Schmerzsymptomen ist die Hämaturie dabei oft das erste Anzeichen. Generell gilt allerdings, dass eine Verletzung des Urogenitaltraktes, die eine Hämaturie erklären könnte, meistens im Rahmen schwerwiegenderer Traumata auftritt und weiterer (unter anderem urologische) Abklärung bedarf.

So ist bei allen stumpfen und spitzen abdominalen Traumata eine Urinuntersuchung obligat.

Nierenverletzung

Nierenverletzungen treten bei 1-5 % aller polytraumatisierten Patienten auf. Neben der Urininspektion und -analyse sollten bei klinischem Verdacht der Hämoglobin- und der serologische Kreatininwert bestimmt werden. Eine weitergehende radiologische Diagnostik durch Ultraschall oder Computertomogramm ist indiziert bei:

- Makrohämaturie
- Mikrohämaturie mit Schockzeichen

- schwerwiegenden anderen Verletzungen

Zu beachten ist, dass bei Nierengefässverletzungen ggf. keine Hämaturie auftritt.

Harnblasenverletzung

Harnblasenverletzungen bedürfen meist starker Gewalteinwirkung. Zu unterscheiden ist zwischen der intraperitonealen und der extraperitonealen Blasenwandruptur. Es kommen auch Mischformen vor. Intraperitoneale Läsionen treten in Europa meist als stumpfes Trauma bei voller Blase, extraperitoneale Läsionen bei indirekter Gewalteinwirkung durch Knochenfragmente oder Scherkräfte bei Beckenfrakturen auf.

Als Symptome treten Hämaturie, lokaler Druckschmerz und Ileus auf.

Diagnostisch ist neben der üblichen Schockdiagnostik eine adäquate Bildgebung indiziert. Eine intraperitoneale Blasenruptur sollte in der Regel chirurgisch versorgt werden. Die extraperitoneale Ruptur kann meist konservativ behandelt werden.

Harnröhrenverletzung

Auch hier gibt es verschiedene Schweregrade, die allesamt mit einer Hämaturie einhergehen können.

- *Supradiaphragmale Ruptur*: indirekte Gewalteinwirkung nach vorderer Beckenringfraktur, Verletzung oberhalb des Diaphragma urogenitale
- *Infradiaphragmale Ruptur*: direktes Harnröhrentrauma infolge stumpfer Gewalteinwirkung
- *Kontusion*: direkte Gewalteinwirkung auf die infradiaphragmale bulbäre Harnröhre (Radfahrer)

Bei der supradiaphragmalen Ruptur kommt es zu einer Anurie bei gefüllter Blase mit einem Hämatom im Bereich der Bauchdecke, ggf. im Dammbereich. Lokaler Druckschmerz und ein Prostatahochstand in der digital-rektalen Untersuchung deuten auf diese Verletzung hin. Die infradiaphragmale Ruptur und die Kontusion sind durch eine Hämaturie und ein vorwiegend perineales Hämatom gekennzeichnet.

Fremdkörper

An die Möglichkeit einer Automanipulation mittels Fremdkörper sollte stets gedacht werden. Selbstverständlich kann dadurch eine Hämaturie provoziert werden.

Iatrogene Harnwegsverletzung

Auch andere Ursachen, die zwar eher eine schmerzlose Hämaturie hervorrufen, können durchaus schmerzhaft sein. So kann die Passage eines Blutgerinnsels durch den Ureter ähnlich schmerzhaft sein, wie die Passage eines Harnsteins. Dies kann bei malignen Prozessen des oberen Harntraktes oder der Ruptur einer Nierenzyste auftreten. Ein Niereninfarkt kann diese Symptome ebenfalls induzieren.

5.2.4. Andere Ursachen der schmerzhaften Hämaturie

Auch andere Ursachen, die zwar eher eine schmerzlose Hämaturie hervorrufen, können durchaus schmerzhaft sein. So kann die Passage eines Blutgerinnsels durch den Ureter ähnlich schmerzhaft sein wie die Passage eines Harnsteins. Dies kann bei malignen Prozessen des oberen Harntraktes oder der Ruptur einer Nierenzyste auftreten. Ein Niereninfarkt kann ebenfalls diese Symptome induzieren.

5.2.5. Zusammenfassung

Eine symptomatische Hämaturie ist in den überwiegenden Fällen einer benignen Ursache zuzuordnen. Zu beachten: Eine urologische Vorstellung sollte vor allem bei jeglicher traumatischen Makro- wie Mikrohämaturie erfolgen. Weiterführende Diagnostik wird bei Frauen häufig erst verzögert durchgeführt. Dies kann zu einem verzögertem Diagnosezeitpunkt relevanter Malignome bei Patientinnen führen.

5.3. Schmerzlose Hämaturie

Bei schmerzloser Hämaturie muss kategorisch ein maligner Prozess des gesamten Harntraktes oder der angrenzenden Organe ausgeschlossen werden.

Zur Diagnosefindung sind folgende diagnostischen Schritte durchzuführen:

- Zystoskopie
- Radiologische Darstellung der Harnwege (Goldstandard: kontrastiertes CT Abdomen/Becken mit Abflussphase; bei Kontraindikation für CT-Kontrastmittel: MR-Urographie und/oder retrograde Ureteropyelographie oder -skopie)

Harnblasenkarzinom

Symptomatisch werden die Patienten meist durch eine Hämaturie, irritative Miktionsbeschwerden und bei fortgeschrittenem Tumorstadium durch Schmerzen.

Das Harnblasenkarzinom wird grundsätzlich unterteilt in non-invasive (Ta und T1) und invasive (ab T2-T4) Karzinome. Zudem ist eine Einteilung in *low-grade* und *high-grade* gängig. Das Carcinoma in situ (CIS) nimmt eine Sonderrolle ein, da es einen meist flachen *high-grade*-Tumor darstellt, der auf die Mukosa beschränkt ist, aber ein hohes Potential zur Progression aufweist.

Carcinoma in situ und T1-Tumoren besitzen ein hochmalignes, invasives Potential.

Risikofaktoren für die Entwicklung von malignen Blasentumoren:
- Tabakkonsum
- Aromatische Amine (Druck-, Eisen- und Aluminium-verarbeitende Industrie, Industrielacke, Gas- und Teerherstellung)
- Rezidivierende Zystitiden

Das nichtinvasive Harnblasenkarzinom

Ungefähr 75 % aller Blasentumoren sind bei Erstdiagnose auf die Mukosa und die Submukosa beschränkt. Ein multifokales Auftreten ist häufig und wird zunehmend durch die These erklärt, dass es sich um eine – meist toxingetriggerte – Systemerkrankung des Urothels handelt. Zu 95 % findet sich in industrialisierten Ländern ein Urothelkarzinom, in seltenen Fällen ein Adeno- oder Plattenepithelkarzinom. In nicht-industrialisierten Ländern dominieren die infektions- und inflammationsassoziierten Plattenepithelkarzinome.

Therapeutisch wird bei zystoskopischem oder röntgenologischem Verdacht eine transurethrale Resektion des Tumors (TUR-Blase) durchgeführt. Anhand der histopathologischen Untersuchung wird das genaue Tumorstadium und somit das weitere diagnostische und therapeutische Vorgehen diskutiert.

Bei inkompletter Resektion, hochgradigen oder mehreren Ta-, oder T1-Tumoren, wird eine zeitnahe Nachresektion empfohlen. Bei blasenhalsnahen Tumoren sollte die prostatische Harnröhre zusätzlich biopsiert werden, um eine Ausbreitung *per continuitatem* auszuschliessen.

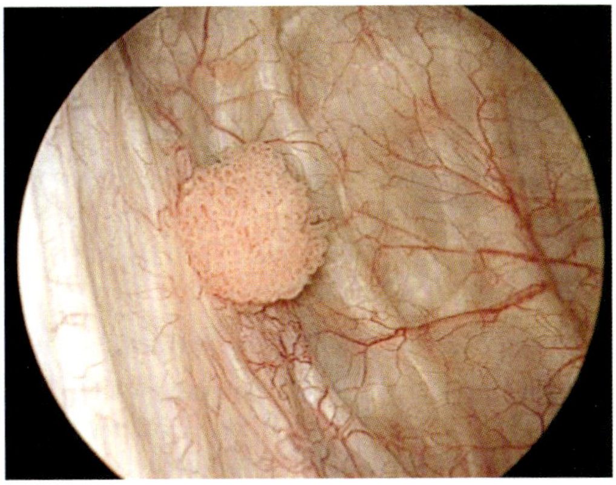

Abb. 5.2: Zystoskopischer Befund eines papillären, oberflächlichen Blasentumors.

Postoperativ kann je nach Tumorstadium eine intravesikale Chemotherapie oder intravesikale Instillation von BCG durchgeführt werden.

Bei vollständiger Resektion des Tumors werden je nach Stadium und Grading über mindestens fünf Jahre hinweg regelmässige, zystoskopische Kontrollen durchgeführt.

Das muskelinvasive und metastasierte Harnblasenkarzinom

Neben den oben genannten Risikofaktoren gelten zudem die chronische Infektion, Restharnbildung und Fremdkörper (Katheter) als Risiko für die Entwicklung eines muskelinvasiven Harnblasenkarzinoms. Als Leitsymptome gelten die schmerzlose Hämaturie, zudem können irritative Miktionsbeschwerden mit oder ohne Schmerzen auftreten. Bei sehr ausgedehntem Tumorbefall treten zudem Symptome einer Obstruktion der oberen Harnwege auf.

Zum Staging eines invasiven Blasentumors gehören die endoskopische Biopsie oder Resektion. Eine radiologische Darstellung des gesamten Harntraktes mittels CT (Computertomographie) oder MRI (Magnetresonanz-Imiging) sind obligat.

Bei muskelinvasiven, nichtmetastasierten Tumoren ist die radikale Zystektomie der Goldstandard. Die genaue Evaluation des Patienten geht der Stellung der Operationsindikation voraus.

Die Entscheidung über die Art der Urinderivation ist von Fall zu Fall zu entscheiden. Gängigste Methoden sind die Derivation mit Ausleitung der Harnleiter in ein Ileum conduit und eine ileale Ersatzblase mittels Dünndarminterponat.

Bei Tumoren, welche sich lokal begrenzt und ohne Hinweise auf eine Metastasierung präsentieren, können ausgewählte Patienten einer neoadjuvanten Chemotherapie zugeführt werden.

Bei metastasierten Harnblasenkarzinomen oder weit fortgeschrittenen Blasentumoren können Patienten von einer systemischen Chemo- oder/und Immuntherapie profitieren.

Harnleiter- und Nierenbeckenkarzinom

Ähnlich dem Harnblasenkarzinom handelt es sich beim Nierenbecken- und dem Harnleiterkarzinom in der Mehrzahl um ein Urothelkarzinom (☞ Abb. 5.3). Typisch sind asymptomatische Zufallsbefunde oder eine Entdeckung im Rahmen einer Hämaturieabklärung. Dabei führen die Bildgebung und endoskopische Eingriffe wie die Ureterorenoskopie mit Biopsieentnahme oder retrograde Ureteropyelographie zur Diagnosefindung. Je nach Stadium werden ähnlich dem Harnblasenkarzinom entweder endoskopische, laparoskopische oder offen chirurgische Techniken zur Tumorentfernung angewendet, wobei bei letzteren Methoden, eine neoadjuvante Chemotherapie, durch den Wegfall der Niere postoperativ, unbedingt zu diskutieren ist.

Nierentumor

Die überwiegende Mehrzahl der Nierentumore, werden heutzutage als Zufallsbefunde in einem frühen Stadium im Rahmen abdominaler Bildgebung entdeckt. Nur wenige Patienten zeigen daher die früher als typisch geltende Triade aus Hämaturie, Flankenschmerz und palpablem Tumor. Patienten mit fortgeschrittenen Tumoren klagen über chronische Müdigkeit, Gewichtsverlust oder Anämie. Risikofaktoren stellen das Rauchen, Übergewicht und eine arterielle Hypertension dar.

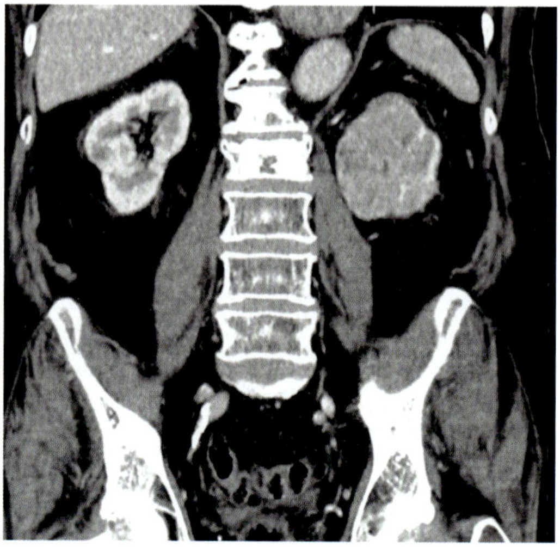

Abb. 5.4: CT-Befund eines Nierenzellkarzinoms (linke Niere).

Während erbliche Zystennierensyndrome und z.B. das Von-Hippel-Lindau-Syndrom Risikofaktoren für die Entstehung von Nierentumoren darstellen, gelten sporadische, unkomplizierte Zysten nicht als ursächlich.

> Die Therapie der Wahl stellt die chirurgische Ablation des Tumors dar.

Die Bedeutung der Radiofrequenz-Hitze-Behandlung und der Kryotherapie ist nicht abschliessend geklärt. Aktuell lässt die Studienlage deren generelle Empfehlung selbst bei kleineren Tumoren nicht zu.

Hingegen hat die zufallsbefundartige Entdeckung und Beobachtung von kleineren Nierentumoren (<2 cm) zu dem Schluss geführt, dass sich eine spontane Regression in bis zu 30 % der Fälle zeigt.

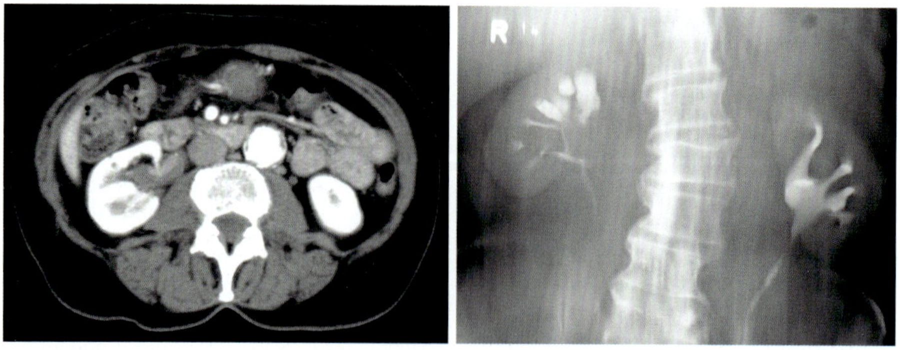

Abb. 5.3: CT- (**links**) und i.v.-Urographie-Befund (**rechts**) eines Urothelkarzinoms des oberen rechten Harntraktes.

Bei einer enorm niedrigen Metastasierungstendenz können diese biologisch häufig wenig aggressiven Tumore kontextabhängig aktiv überwacht werden.

Medikamentöse Behandlungen mittels Immuntherapie, Chemotherapie oder zielgerichteter Therapie (*Targeted*-Therapie) werden überwiegend bei weit fortgeschrittenen oder metastasierten Tumoren empfohlen. Bezüglich deren (neo)adjuvantem Einsatz sind aktuell mehrere Studien im Gange.

Prostatakarzinom

Das Prostatakarzinom gilt als eines der häufigsten Tumorleiden des Mannes. Es wird ausführlich in Kapitel 4. besprochen. Eine Makrohämaturie tritt nur selten als Zeichen eines lokal begrenzten Prostatakarzinoms auf. Bei lokal fortgeschrittenem Leiden kann es hingegen zu behandlungsbedürftigen Hämaturien kommen. Obwohl häufig praktiziert, ist eine lokale Blutstillung mittels partieller transurethraler Resektion des Tumors (TURP) meistens frustran oder verschlimmert sogar die Blutungstendenz. Eine hämostyptische Bestrahlung gilt in diesen Fällen, gegebenenfalls neben einer systemischen Therapie, als Mittel der Wahl. In Ausnahmefällen sind harnableitende Verfahren Teil einer palliativen Chirurgie.

Benigne Prostatahyperplasie

Bei der häufig auftretenden benignen Prostatahyperplasie kann es zur Neoangiogenese kommen, die sich vor allem im Bereich des Blasenhalses befindet. Diese leicht blutenden, fragilen Gefässe können rezidivierend eine Hämaturie verursachen. Therapeutisch ist in Abhängigkeit von zusätzlichen Miktionsbeschwerden eine medikamentöse Therapie mit 5α-Reduktase-Hemmern möglich. Diese haben eine anti-angiogene Wirkung im Bereich der Prostata und können zur Linderung der Problematik führen. Häufig ist jedoch im Verlauf eine endoskopische Behandlung per Koagulation oder Resektion der Prostata (TURP) nötig.

Harnverhalt

Bei chronischem Harnverhalt kommt es durch die Dilatation der Harnblase zur reaktiven Entwicklung von zusätzlichen Blutgefässen. Nach Harnableitung mittels Blasenkatheter stellt sich gelegentlich eine Makrohämaturie ein. Dieses Bild, welches auch "Blutung e(x) vacuo" genannt wird, wird häufig auf das Kollabieren der dilatierten mukosalen Blutgefässe zurückgeführt. Die Theorie hält sich trotz fehlender Beweise hartnäckig. Erklärend wird alternativ von iatrogenen Verletzungen während des Katheterismus, vor allem im Bereich der prostatischen Harnröhre und des Blasenhals, ausgegangen.

Infiltration durch Nachbarorgane

Eine Hämaturie kann bei einer Tumorinfiltration der Harnwege durch Nachbarorgane oder auch bei Infektionen von Nachbarorganen auftreten. Dabei stehen vor allem viszerale und gynäkologische Tumore oder infektiöse Prozesse im Vordergrund. Diagnostisch empfohlen wird bei Verdacht eine radiologische bzw. endoskopische Darstellung der Nachbarorgane. Zum Beispiel tritt eine Mikrohämaturie in 15 % der Fälle bei akuter Appendizitis auf.

Hämatologische Erkrankungen

Hämatologische Erkrankungen können mit einer Störung der Blutgerinnung einhergehen und daher unter anderem auch eine Hämaturie hervorrufen. Zu den häufigeren Erkrankungen gehören die verschiedenen Leukämien, M. Hodgkin, das maligne Non-Hodgkin-Lymphom oder das Plasmozytom.

Urogenitale Lokalisationen von Lymphomen sind nicht selten und können durch die schmerzlose Hämaturie symptomatisch werden.

Gerinnungsstörungen

Eine häufige Ursache der Makrohämaturie stellen Gerinnungsstörungen jeglichen Ursprungs dar. Häufig findet sich eine Hämaturie bei der Einnahme von oralen Antikoagulantien oder Aggregationshemmern. Verschiedene Studien verdeutlichen, dass die Auftretenswahrscheinlichkeit einer Hämaturie unter genannten Therapien nicht erhöht ist und somit das gleiche Risiko einer behandlungsbedürftigen Diagnose besteht. Im Gegenteil wird sogar eine demaskierende Funktion gerinnungshemmender Medikamente in Bezug auf Malignome des Harntraktes diskutiert. Somit bedarf es gerade bei diesen Patienten einer akribischen Abklärung der Hämaturie.

Strahlenzystitis

Lokale Strahlentherapie für jegliche Pathologie kann zur Entstehung einer Strahlenzystitis führen.

Neben oft irritativer Symptomatik tritt auch eine Hämaturie auf. Die klinische Erscheinungsform kann von rein inflammatorischen Prozessen bis hin zu ulzerierenden Läsionen und Fistulierungenvorliegen. Die Behandlung ist überwiegend symptomatisch. Bei Extremfällen können irreversible Massnahmen wie eine Blutstillung mittels Formalinlösung oder final die Zystektomie notwendig werden. Häufige Nebenwirkungen von Strahlentherapien im Bereich des kleinen Beckens sind zudem Stenosen im Bereich des Harnleiters, die eine chirurgische Behandlung benötigen.

5.4. Andere Ursachen der Hämaturie

Medikamentöse Ursachen

- Medikamentös induzierte Tubulusnekrose (z.B. NSAR)
- Cyclophosphamid (Hämorrhagische Zystitis)
- Antikoagulanzien (derangierte Blutgerinnung, spontane Schleimhautblutung bei normalen Gerinnung)

Endometriose

Typisch ist das Auftreten von periodischer Hämaturie während der Regelblutung der Frau. Eine vesikale Lokalisation der Endometriose ist vor operativer oder medikamentöser Therapie anderer Endometrioseherde prinzipiell auszuschliessen. Methode der Wahl sind die Zystoskopie und zunehmend spezialisierte MRI-Protokolle.

Nierenzysten und Zystennieren

Angeborene oder erworbene Nierenzysten können zur Hämaturie führen, wenn die Zysten Kontakt zum Nierenhohlsystem haben. Bei Ruptur oder Einblutung kann dies zu erheblichen Schmerzen führen.

Urogenitale Fehlbildungen

Urogenitale Fehlbildungen können mit einer Hämaturie einhergehen. Dabei sind Hämaturien häufig das Produkt von Komplikationen dieser Fehlbildung, wie z.B. Infektionen im Rahmen einer Blasenentleerungsstörung aufgrund einer Harnröhrenstriktur.

Marschhämaturie

Bei exzessiver körperlicher Anstrengung kann es zu einer transitorischen Mikro- oder Makrohämaturie kommen.

5.5. Urinverfärbungen ohne Blutbeimengung

5.5.1. Endogene Urinverfärbungen

Die häufigste Urinverfärbung ist die **Pyurie.** Eine milchig-weissliche Trübung des Urins, ausgelöst durch Beimischung von Leukozyten und Gewebedetritus, gilt als bekanntes Zeichen inflammatorischer Vorgänge des Harntraktes. Bei **Fäkalurie** besteht zwangsläufig der Nachweis einer Fistel zwischen harnableitendem und gastrointestinalem System. Die **Chylurie** ist ein sehr seltenes Phänomen, welches bei postoperativer oder postradiogener Fistulierung zwischen dem harnableitenden System und der Cisterna Chyli oder dem Ductus thoracicus auftritt.

Endogen bedingte rot-braun Verfärbungen des Urins, welche eine altblutige Makrohämaturie simulieren können, finden sich vor allem bei Hämolyse, Rhabdomyolyse sowie Ikterus und Porphyrie. Da ein Urinstreifentest im Falle einer Hämoglobinurie oder einer Myoglobinurie positiv ausfällt, zeigt sich hier die Wichtigkeit eines Urinsediments.

5.5.2. Exogene Urinverfärbungen

Exogene Urinverfärbungen sind mannigfaltig. Sie können von Nahrungsmitteln wie roter Bete über Lebensmittelfarbstoffe bis hin zu einer Vielzahl an Medikamenten ausgelöst werden. Wichtig ist hier vor allem die Kenntnis der potenziellen Urinverfärbung und das Informieren der Patienten vor Therapiebeginn, zumal wenn die behandelte Krankheit und deren Therapie ähnliche Verfärbungen auslösen (z.B. Antibiotika und Harnwegsinfekte; e.g. Nitrofuratoin)

Purple urine bag syndrome

Das *purple urine bag syndrome* (PUBS) ist ein seltenes klinisches Bild bei Dauerkathetertragenden, bei dem es zur Violettfärbung von Urin- und Urinbeutel kommen kann. Ursächlich ist dabei eine enzymatische Reaktion, welche aus der Nahrung aufgenommenes Tryptophan in den roten Indirubin- und den blauen Indigo-Farbstoff umwandelt. Die vermittelnde Indoxylphosphatase wird durch den Harntrakt besiedelnde Bakterien (z.B. *E. coli, Klebsiella pneumoniae, Proteus mirabilis, Pseudomonas aeruginosa* etc.) produziert. Da die Violett-Färbung selbst keinen Krankheitswert darstellt, muss über eine Therapie im klinischen Kontext entschieden werden. Da die Entstehung des Syndroms gehäuft bei Obstipation auftritt, welche die Tryptophan Resorption im Darm erhöht, ist gelegentlich mit Therapie der Obstipation ein Verschwinden der Urinverfärbung festzustellen.

5.6. Zusammenfassung

Die Hämaturie bedarf meist einer urologischen Abklärung. Es ist grundsätzlich zwischen einer asymptomatischen/schmerzlosen und einer symptomatischen/schmerzhaften Hämaturie zu unterscheiden. Bei Nachweis einer asymptomatischen Hämaturie im Urinstreifentest sollte eine konfirmatorische Urinsedimentanalyse durchgeführt werden, bevor weiterführende Diagnostik initiiert wird. Bei der asymptomatischen Hämaturie sind in erster Linie Tumore des Harntraktes auszuschliessen. Bei der symptomatischen Hämaturie sollte nach einem Harnwegsinfekt, einem Steinleiden oder einem vorherigen Trauma gesucht werden. Infektiöse Prozesse können sowohl schmerzhaft als auch schmerzlos sein. Während der Makrohämaturie häufig eine relevante Pathologie zu Grunde liegt, sollte eine Mikrohämaturieabklärung risikobasiert erfolgen.

Rezidivierende Hämaturien in Kombination mit rezidivierenden Harnwegsinfekten bedürfen bei beiden Geschlechtern einer urologischen Abklärung, um Malignome oder andere ursächliche Krankheitsbilder auszuschliessen.

Bei antikoagulierten Patienten sind grundsätzlich dieselben Abklärungen zu treffen wie bei nicht-antikoagulierten.

Die urologische Abklärung umfasst risikobasiert eine endoskopische und radiologische Abklärung. Deren Resultate entscheiden schliesslich über das weitere Vorgehen.

Bei urologisch unauffälligen Befunden sollte bei Fortbestand der Hämaturie eine qualitative Urinsedimentanalyse und schliesslich eine nephrologische Abklärung erfolgen.

Literatur

beim Verfasser

6. Harnsteinleiden: Diagnostik und geeignete Therapieoptionen

6.1. Einleitung

Die Häufigkeit der Harnsteinerkrankungen (Urolithiasis) nimmt weltweit zu. 5-9 % der Bevölkerung (Prävalenz) in Europa leiden an Harnsteinen, wobei Menschen mittleren Lebensalters (40-60 Jahre) hauptsächlich betroffen sind. Das Geschlechterverhältnis Mann zu Frau beträgt weltweit ca 2,5. Bei dieser Häufigkeit hat das Harnsteinleiden den Charakter einer "Volkskrankheit" wie Diabetes mellitus oder Arteriosklerose. Die Zahl der Neuerkrankungen (Inzidenz) zeigt eine steigende Tendenz und hat sich in Deutschland von 1979 bis 2000 von 0,54 % auf 1,47 % verdreifacht. Gründe hierfür liegen in den modernen Ernährungsgewohnheiten, den veränderten Lebensumständen und nicht zuletzt in der verbesserten medizinischen Grundversorgung der Bevölkerung, insbesondere die generelle Verfügbarkeit des Ultraschalls zur Harnsteindiagnostik. Nach einem Erstereignis muss ohne Prophylaxemassnahmen mit einer Rezidivrate von 50 % in den nächsten 5 bis 10 Jahren gerechnet werden. Nach einem weiteren Rückfall steigt die Wahrscheinlichkeit noch weiter an. Die klinische Manifestation der Urolithiasis ist breit und reicht von völliger Beschwerdefreiheit über dumpfe, rezidivierende lumbale Schmerzen bis hin zur vernichtenden Kolik.

Mit Einführung der extrakorporalen Stosswellenlithotripsie (ESWL) Ende der 1980er Jahre glaubte man das Harnsteinproblem sei gelöst: ein Irrtum. Durch technische Innovation und Miniaturisierung der endoskopischen Instrumente konnte die Invasivität vermindert und der Erfolg der endoskopischen Steinsanierung in den letzten Jahren verbessert sowie die Harnsteintherapie beschleunigt werden. Die ESWL ist als primäre Therapieoption gegenüber der Ureterorenoskopie (URS) und der perkutanen Nephrolitholapaxie (PNL) zunehmend in den Hintergrund getreten.

Dieses Kapitel beinhaltet die Symptomatik, Diagnostik und Therapiemöglichkeiten der Urolithiasis, die Aspekte der Rezidivmetaphylaxe werden an anderer Stelle dargestellt (☞ Kap. 7.).

6.2. Diagnostik

Um die klinische Verdachtsdiagnose zu bestätigen, die Nierenfunktion zu überprüfen und eine obstruktive Pyelonephritis auszuschliessen, erfolgt die Notfalldiagnostik mittels Anamnese, körperlicher Untersuchung, Blut- und Urinlabor sowie der Bildgebung. Häufig ist aufgrund der klinischen Symptome die Diagnose klar. Prioritär muss neben der Einleitung der Notfalldiagnostik unbedingt die symptomatische Behandlung der Steinkolik erfolgen, da renale Kolikschmerzen zu den schmerzhaftesten Ereignissen überhaupt zählen. Der Nachweis einer Mikrohämaturie erhärtet dabei die Verdachtsdiagnose. Die Bestimmung der Nierenfunktionsparameter (Kreatinin, Harnstoff), der Gerinnung bei allfällig zu planender operativer Intervention sowie der Entzündungsparameter (Leukozyten, CRP) ist zwingend notwendig.

Anamnese
• Schmerz: Art, Lokalisation • Fieber, Schüttelfrost • Vegetative Begleitsymptome • Frühere Steinepisoden • Einzelniere, Niereninsuffizienz
Klinik
• Temperatur • Blutdruck • Puls
Labor
• Kreatinin, Harnstoff, CRP • Blutbild, Gerinnung • Urinstatus, Urinkultur

Tab. 6.1: Diagnostik.

Im Anschluss folgt die bildgebende Diagnostik mit dem Ziel:

- Nachweis oder Ausschluss einer Urolithiasis
- Lokalisation, Grösse, Anzahl der Steine
- Anatomie der ableitenden Harnwege

Für die Diagnostik der Urolithiasis stehen verschiedene bildgebende Verfahren zur Verfügung.

Klassischerweise wird zur Steindiagnostik primär die Sonographie, aufgrund der schnellen und sicheren (keine ionisierenden Strahlen) Durchführbarkeit, genutzt. Die Beurteilung der Niere, des proximalen und prävesikalen Harnleiters bei gefüllter Blase kann so rasch und konklusiv erfolgen. Überall verfügbar und günstig hat die Sonographie der ableitenden Harnwege nicht nur in der Akutdiagnostik ihre Vorreiterstellung, sondern auch in der Verlaufskontrolle und der Nachsorge. Dabei wird eine Hohlsystemdilatation, Konkremente im Hohlsystem und Parenchymveränderungen gesucht. Es gilt allerdings zu beachten, dass eine akute Obstruktion nicht zwingend zu einer Dilatation des Nierenbeckenkelchsystems führt.

Die Computertomographie verdrängt aufgrund ihrer hohen Sensitivität und Spezifität sowie der zunehmenden Reduktion der ionisierenden Strahlenexposition (low-dose Protokolle) und der sehr guten Therapieplanung (Darstellung des Hohlsystems, Steinlage dreidimensional, Steindichte) die konventionellen radiologischen Verfahren (Abdomenübersichtsaufnahme, i.v.-Urographie). Bei nicht konklusiver nativer Computertomographie kann zusätzlich Kontrastmittel verabreicht werden, was jedoch in der Aktutsituation das Risiko einer Fornixruptur mit sich bringt. Die Magnetresonanztomographie (MRT) hat nur bei Kindern und Schwangeren einen Stellenwert in der Harnsteindiagnostik.

6.3. Symptome

Konkremente verursachen abhängig von ihrer Lage und Grösse Beschwerden im Bereich der ableitenden Harnwege. Die meisten Nierensteine bleiben klinisch stumm, können jedoch unspezifische lumbale Rückenschmerzen verursachen oder werden zufällig im Rahmen anderer medizinischer Untersuchungen entdeckt. Üblicherweise geben die Betroffenen bei Eintritt des Steins in den Harnleiter kolikartige Schmerzen an, welche Ausdruck einer akuten Obstruktion im oberen Harntrakt sind. Der Kolikschmerz ist jedoch nicht Ausdruck einer Hyperperistaltik, sondern einer Zunahme des intrarenalen Druckes und der Ureterwandspannung. Die Klopfdolenz im Nierenlager und der konstant vorhandene dumpfe Schmerz lumbocostal sind eine Folge der eingetretenen Nierenkapselspannung. Je nach Schmerzfortleitung sind klinisch Rückschlüsse auf die Steinlokalisation möglich. Eine Lokalisation im proximalen Harnleiter verursacht eine Fortleitung der Schmerzen in die Flankenregion, ein Ureterkonkrement im mittleren Harnleiterabschnitt verursacht eine Schmerzfortleitung in den Mittel- und Unterbauch sowie die Leistenregion, während es bei einem distalen Ureterstein zu Schmerzen im ipsilateralen äusseren Genitale (Labien und Skrotum) kommen kann. Konkremente im prävesikalen oder intramuralen Harnleiter führen häufig zu erheblicher Blasenreizung mit Pollakisurie und Dysurie. Als Begleitsymptome treten häufig Übelkeit und Erbrechen sowie ein Meteorismus oder Darmatonie auf. Bei zusätzlichem Auftreten von Fieber und Schüttelfrost liegt die Vermutung einer obstruktiven Pyelonephritis nahe.

Harnsteinkolik – Differentialdiagnose
• Gallenwegserkrankung
• Appendizitis, Sigmadivertikulitis, Pankreatitis, Peritonitis
• Inkarzerierte Hernie
• Adnexprozesse: Adnexitis, Extrauteringravidität, stielgedrehte Ovarialzyste
• Hodentorsion, Epididymitis
• Nierenarterien/-venenthrombose, rupturiertes Aortenaneurysma

Tab. 6.2: Differentialdiagnose der Harnsteinkolik.

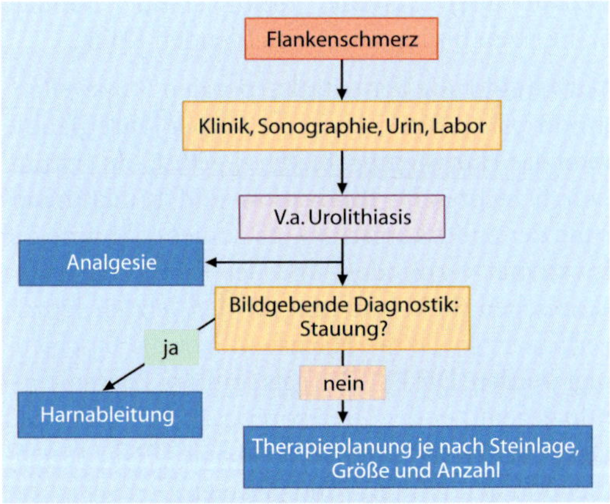

Abb. 6.1: Algorithmus bei Koliken.

6.4. Therapie

6.4.1. Medikamentöse Therapie

6.4.1.1. Notfalltherapie

Die Notfalltherapie der akuten, harnsteinbedingten Kolik beinhaltet die rasche und adäquate Schmerzbehandlung. Als analgetische Basistherapie wird ein nichtsteroidales Antiphlogistikum (NSAID) wie Diclofenac oder Metamizol i.v., supp. oder p.o. empfohlen. Metamizol senkt zudem den intraluminalen Druck und wirkt spasmolytisch. Wichtig bei der Verwendung von NSAID ist der Hinweis, dass bei chronischer Nierenerkrankung oder Dehydratation ein akutes Nierenversagen eintreten kann. Der Einsatz soll also mit Bedacht und idealerweise erst nach der Anamneseerhebung erfolgen.

Opioide sollten aufgrund ihres erhöhten Nebenwirkungspotential (v.a. Nausea) und ihrer rein analgetischen Wirkung ergänzend nur bei unzureichender Wirkung der Nicht-Opioide gegeben werden. Paracetamol kann ebenfalls als nichtopioidhaltiges Analgetikum mit gleicher Wirksamkeit und deutlich geringerem Nebenwirkungsprofil als Opioide eingesetzt werden und wird insbesondere als Alternative zu Metamizol bei Schwangerschaft eingesetzt.

Parasympatholytika haben keinen festen Platz in der Basistherapie einer Steinkolik ausser bei intramuralen Steinen mit Pollakisurie und Dysurie. Eine bereits bestehende Darmparalyse wird durch die Gabe von Parasympatholytika häufig verschlimmert, eine Senkung des Harnleitertonus kann auf diese Art und Weise ebenso nicht herbeigeführt werden.

Bei therapieresistenten Schmerzen führt die Katheterisierung (Harnleiterschiene, JJ-Katheter) des oberen Harntrakts rasch zur Befreiung der Kolikschmerzen.

Bei obstruktiver Pyelonephritis beziehungsweise Urosepsis ist die Urindrainage unverzüglich durch Einlage eines Ureterkatheters oder einer perkutanen Nephrostomie zu gewährleisten.

Indikationen zur Klinikeinweisung
• Fieber und Schüttelfrost
• Sepsiszeichen
• Einzelniere
• Oligo-/Anurie
• Therapieresistente Schmerzen, anhaltendes Erbrechen

Tab. 6.4: Indikationen zur Klinikeinweisung.

6.4.1.2. Chemolitholyse

Die orale Chemolitholyse mit Alkalicitrat oder Natriumbicarbonat ist nur bei der Behandlung von Harnsäurekonkrementen (8-10 % aller Harnsteine) indiziert. Bei gleichzeitig bestehender Hyperurikämie sollte der Harnsäurespiegel mit Allopurinol (100-300 mg/d) gesenkt werden. Zudem sollte auf eine erhöhte Diurese geachtet werden.

6.4.2. Konservative Therapie

Bei anatomisch normalem Harntrakt gehen Steine bis 5 mm Grösse in aller Regel innert Wochen spontan ab. Der Spontansteinabgang prävesikaler Konkremente kann durch den Einsatz von alpha-Blockern unterstützt werden. Dabei sollten Patienten über den off-label-use aufgeklärt werden. Bei diesen Patienten sollten regelmässige Verlaufskontrollen stattfinden. Das Kontrollintervall bei Ure-

Steinkolik – Medikamentöse Therapie
• Basis: Diclofenac (z.B. Voltaren®) p.o. oder supp. (max. 150 mg/d) oder Metamizol (z.B. Novalgin®) 1 g i.v. als Kurzinfusion (max. 4 g/d)
• Reserve-Analgesie: Paracetamol 1 g i.v. (max. 4 g/d)
• Reserve-Analgesie: Pethidin 50-100 mg s.c. oder 25-50 mg i.v. (max. 500 mg/d)
• Reserve bei Nausea/Erbrechen: Metoclopramid (z.B. Paspertin®) 20 mg supp. oder 10 mg i.v. (max. 30-40 mg/d)
• Reserve nur bei Blasensymptomen wie Pollakisurie und Dysurie bei distalen Steinen: Scopolaminbutylbromid (z.B. Buscopan®) 20 mg s.c. oder i.v. (max. 100 mg/d)
• Reserve bei distalen Steinen um Spontanabgang zu fördern: Tamsulosin (z.B. Pradif T®) 400 µg p.o./d

Tab. 6.3: Medikamentöse Therapie der Steinkolik.

tersteinen sollte nicht über 4 Wochen liegen. Ob eine Steigerung der Diurese oder vermehrte körperliche Aktivität den Steinabgang begünstigen, ist unklar. Bei Patienten mit asymptomatischen Nierensteinen, bei denen keine urologische Indikation zur interventionellen Steinbehandlung besteht oder die ein aktives Vorgehens nicht wünschen, ist zum Ausschluss eines klinisch stummen Steinwachstums oder einer chronischen Harnstauung eine regelmässige Kontrolle indiziert. Dies soll erstmalig nach 6 Monaten und dann jährlich mit Ultraschall und evtl. Stein-CT zum Ausschluss eines unbemerkten Steinwachstums durchgeführt werden.

6.4.3. Operative Therapie

Die Wahl der Therapieoption hängt von der Vorgeschichte, der Grösse, der Lokalisation und der Zusammensetzung des Steins ab. Zunehmend wichtig ist der Patientenwunsch zur Festlegung eines konservativen oder aktiven Vorgehens.

Indikationen zur aktiven Therapie
• Steingrösse >5 mm
• Persistierende Schmerzen
• Ausgussstein
• Obstruktive Pyelonephritis (nach Infektsanierung)
• Harntransportstörung
• Einzelniere
• Rezidivierende Harnwegsinfekte

Tab. 6.5: Indikationen zur aktiven Therapie.

6.4.3.1. Endourologische Verfahren

Ureterorenoskopie (URS)

Mittels starrer und flexibler Instrumente kann neben der diagnostischen Beurteilung des oberen Harntrakts die Steinbehandlung und -entfernung vorgenommen werden (☞ Abb. 6.2). Hierfür wird ein semirigides oder flexibles Ureterorenoskop transurethral eingeführt und nach Intubation des Ureterostiums retrograd in den Harnleiter vorgeschoben. Die Indikation zur URS besteht bei Behandlung von Ureterkonkrementen jeder Grösse und Lage, bei ungenügender Desintegration nach ESWL oder schlechter Steinlokalisation mit dem ESWL-Gerät. Bei antikoagulierten Patienten ist die URS eine äusserst beliebte Therapieoption, da die Blutverdünnung nicht aufgehoben werden muss. Nierensteine bis 20 mm können ureterorenoskopisch mittels Laserlithotripsie behandelt werden.

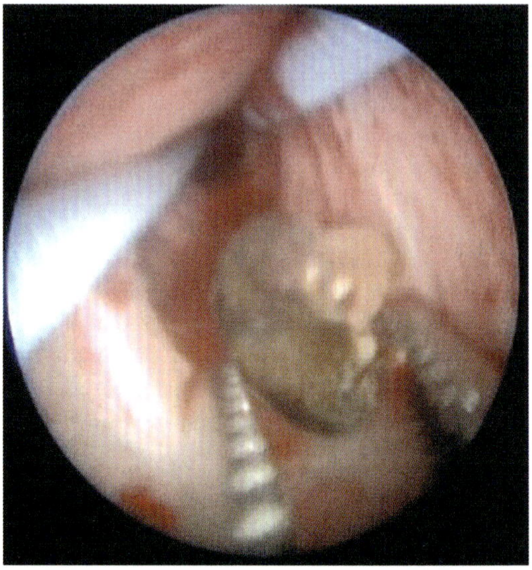

Abb. 6.2: Ureteroskopische Entfernung eines distalen Ureterkonkrements in toto. Das endoskopische Bild zeigt das goldgelbe Konkrement, gefasst von den 2 Branchen der Fasszange. Der Ureter wird mit 2 (blauen) Führungsdrähten aufgespannt.

Perkutane Nephrolitholapaxie (PNL)

Über ein perkutan eingebrachtes Nephroskop werden die Steine unter Sicht desintegriert und extrahiert. Zunehmend wird die sogenannte Mini-PNL praktiziert (Nephrostomiekanal Charrière 14-22, konventionell Ch. 24-32) mit nachgewiesener verminderter Komplikationsrate im Vergleich zur konventionellen Methode (☞ Abb. 6.3a+b). Bei Nierensteinen >2 cm, Ausgusssteinen, Kelchdivertikelsteinen und Unterkelchsteinen >2 cm stellt die PNL die Therapieoption 1. Wahl dar.

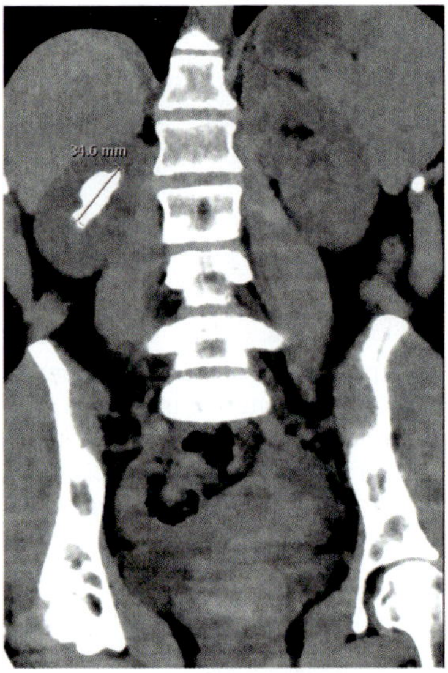

a

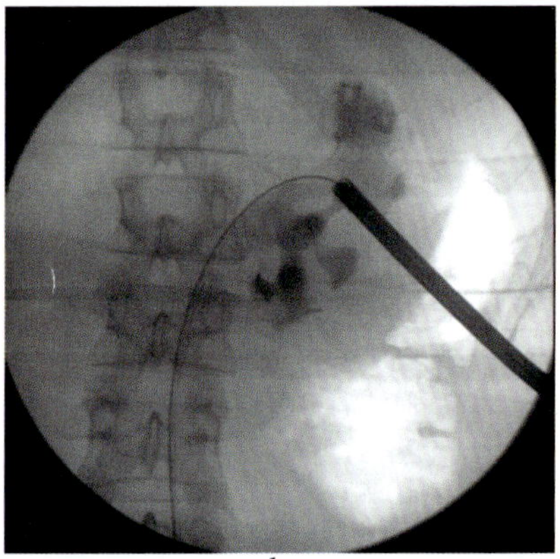

b

Abb. 6.3a+b: Nierenoberkelchausgusskonkrement. In Bauchlage wird die Niere sonographisch und wie hier gezeigt radiologisch perkutan punktiert. Anschliessend erfolgt die Dilatation des Punktionskanals zum Arbeitskanal. Im Bild ist der Arbeitsschaft in der oberen Kelchgruppe platziert, zudem ist der im Harnleiter liegenden Führungsdraht erkennbar.

6.4.3.2. Extrakorporale Stosswellenlithotripsie

Die Extrakorporale Stosswellenlithotripsie (ESWL) als primäre Therapieoption hat in den letzten Jahren stark an Bedeutung verloren. Der Eingriff kann in Allgemeinanästhesie, Sedoanalgesie oder Epiduralanästhesie durchgeführt werden. Durch Applikation von fokussierten Stosswellenkönnen gewisse Harnsteine in kleinste Partikel desintegriert, welche mit dem Urin ausgespült werden (☞ Abb. 6.4+6.5).

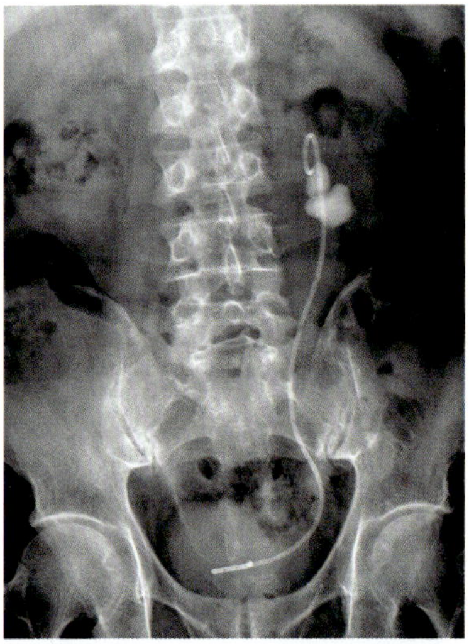

Abb. 6.4: Nephrolithiasis links. Einliegende Harnleiterschiene.

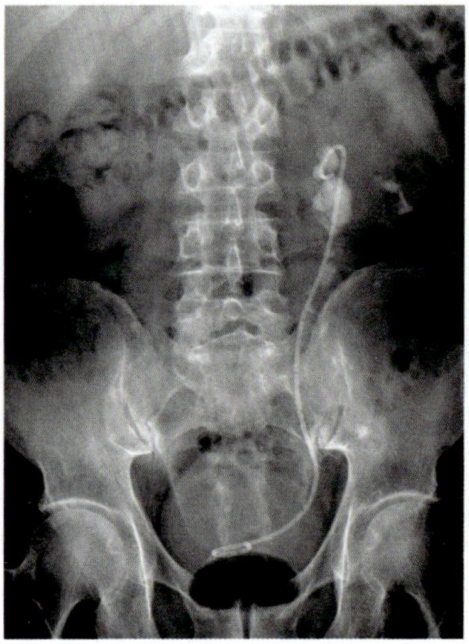

Abb. 6.5: Nachweis von Desintegraten in Niere und Harnleiter links 6 Wochen nach ESWL. Harnleiterschiene links *in situ*.

Zur Sicherung des Harnabflusses und bei grosser Steinmasse wird gelegentlich eine Harnleiterschiene eingelegt. Bei Nierensteinen kann die ESWL anstelle eines endourologischen Eingriffs bei kleineren Steinen (<10 mm) zur Anwendung kommen und bei Steinen zwischen 10-20 mm, welche ausserhalb der unteren Kelchgruppe liegen. Kontraindikationen bestehen bei Schwangerschaft, Gerinnungsstörungen und untherapierten Harnwegsinfekten. Die Steinfreiheitsrate liegt bei bis zu 80 % innerhalb von 3 Monaten. Proximale Harnleitersteine (<10 mm) sind ebenfalls mittels ESWL gut therapierbar und bezüglich Steinfreiheitsraten mit der ureteroskopischen Behandlungsmethode vergleichbar.

6.4.3.3. Offene/laparoskopische roboterassistierte Steintherapie

Dank deutlicher Fortschritte in der ESWL und der Endourologie können die allermeisten Steine erfolgreich behandelt werden. Eine Ureterolithotomie oder Pyelonephrolithotomie kommt bei weniger als 1 % aller Steinpatienten bei sehr grossen Steinmassen oder begleitender Pathologie (z.B. Nierenbeckenabgangsstenose) im Bereich der ableitenden Harnwege zur Anwendung.

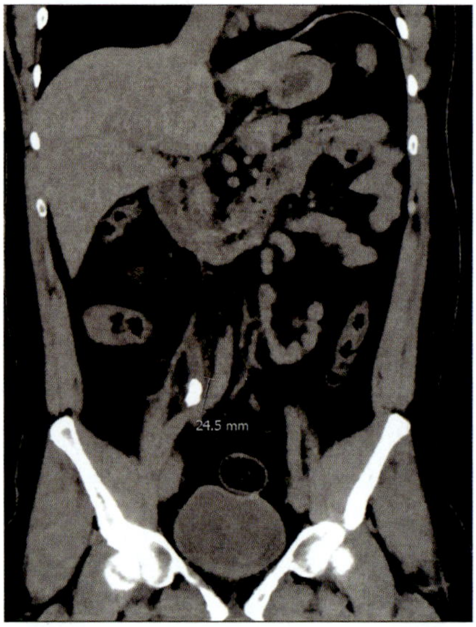

Abb. 6.6: Sehr grosses, mittleres Harnleiterkonkrement rechts.

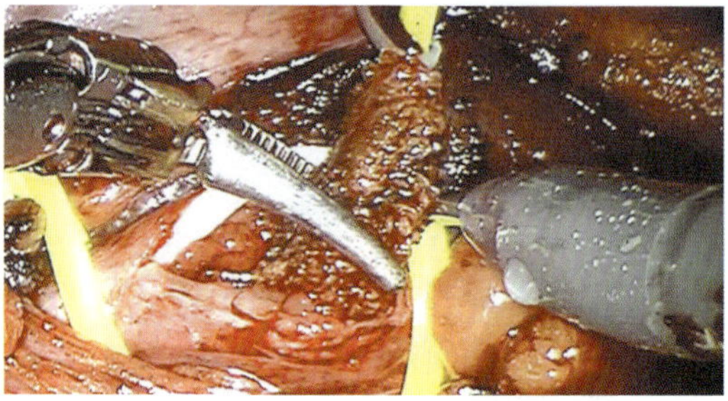

Abb. 6.7: Laparoskopisch roboterassistierte Ureterolithotomie. Der Harnleiter ist über dem Konkrement längs eröffnet und mit 2 gelben Gummizügeln angeschlungen. Der Stein wird mit der bipolaren Fasszange gehalten. Der Ureter ist mit einem weissen Pigtailkatheter geschient.

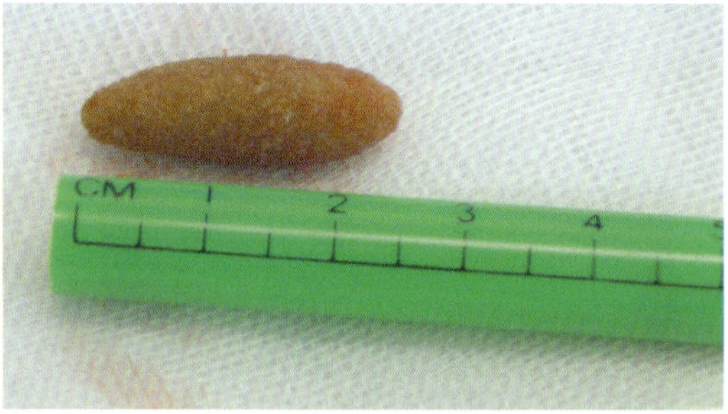

Abb. 6.8: Entfernter Harnleiterstein.

Literatur

beim Verfasser

7. Metaphylaxe von Nierensteinen

7.1. Einleitung und Epidemiologie

Funde von Harnsteinen in ägyptischen Mumien, Abhandlungen darüber in babylonisch-assyrischen, griechischen und römischen medizinischen Schriften sowie die fahrenden Lithotomisten (Steinschneider) im Mittelalter legen Zeugnis über eine den Menschen seit langem begleitende Krankheit ab. Lässt sich daraus eine grundsätzliche Problematik der Nierenphysiologie ableiten? Allerdings zeigen historische Betrachtungen und aktuelle Beobachtungsstudien aber auch interessante sozio-ökonomische und geographisch-klimatische Einflussfaktoren für Harnsteine in Bezug auf Zusammensetzung, Lokalisation, Häufigkeit, Alter des Erstauftretens sowie Geschlechterverteilung.

Mit der Industrialisierung vollzog sich ein Wandel vom grossen Blasenstein – der vormals vorherrschenden Manifestation der Urolithiasis – hin zu kleineren Konkrementen in Nieren und Ureteren. Blasensteine finden sich heutzutage noch bei Kindern mit Mangelernährung (Entwicklungsländer), während sie in den industrialisierten Ländern mit neurogenen Blasenproblemen oder benigner Prostatahyperplasie assoziiert sind.

In den industrialisierten Ländern war in den letzten Jahren einheitlich eine steigende Prävalenz und Inzidenz der Nephrolithiasis zu verzeichnen. So erhöhte sich beispielsweise in Deutschland von 1979 bis 2000 die Prävalenz von 4 % auf 4,7 % und die jährliche Inzidenz von 0,54 % auf 1,47 %. Eine Auswertung des *National Health and Nutrition Examination Survey* (NHANES) zeigte einen progredienten Anstieg der Prävalenz bei Erwachsenen im Alter zwischen 20-74 Jahren von 3,2 % (1976-1980), 5,2 % (1988-1994) auf 8,4 % (2007-2010). Anders ausgedrückt stieg im Zeitraum von 1994 bis 2010 in den USA die Prävalenz von Nierensteinen von 1 von 20 Personen auf 1 von 11 Personen an.

Lieske et al fanden in Rochester (Minnesota, USA) eine Abnahme der alterskorrigierten jährlichen Inzidenz von neu aufgetretenen Harnsteinen bei Männern (1970: 1,55 %; 2000: 1,05 %) und gleichzeitig einer deutlichen Zunahme bei Frauen (1970: 0,43 %; 2000: 0,68 %), resultierend in einem Verhältniswechsel von Männern zu Frauen von 3,1 zu 1,3. Über die Gründe der beobachteten, unterschiedlichen Entwicklungen bei Männern und Frauen muss spekuliert werden – es werden vor allem Veränderungen des Lebensstils diskutiert.

In den vorgenannten Arbeiten zeigen sich übereinstimmend Unterschiede bezüglich altersbezogenem Auftreten: Bei Männern lag die höchste Prävalenz zwischen 60-69 Jahren (19 %), bei Frauen verlief sie ab dem 40. Lebensjahr plateauförmig (7,6-9,4 %).

Die Prävalenz der Harnsteine zeigt zudem eine positive Korrelation zum Lebensstandard, ist assoziiert zu Ethnie (Kaukasier > Hispanier > Asiaten > Schwarze) und weist eine erhebliche geographische Variabilität auf. Letzteres sowohl bezüglich Zusammensetzung der Harnsteine als auch bezüglich Risiko, im Verlaufe des Lebens eine symptomatische Harnsteinepisode zu erleiden – dabei reicht die Spanne von 10-15 % in den westlichen, industrialisierten Ländern bis zu 20-25 % im mittleren Osten. Genetische Unterschiede und Umweltfaktoren wie heisses Klima (Flüssigkeitsverlust) und Sonnenexposition (Vitamin D) werden als (Teil-)Erklärungen für die geographische Variabilität ins Feld geführt.

Asymptomatische Nierensteine

In Pakistan wurde bei einer Screening-Untersuchung von asymptomatischen Poliklinik-Patienten mittels Ultraschall eine Prävalenz von 3 % Nierensteinen gefunden. Die im vorherigen Abschnitt genannten Prävalenzen betreffen symptomatische Steinepisoden, so dass die tatsächliche Prävalenz wohl eher höher sein dürfte.

Rezidivraten

Obwohl es sich um ein häufiges Leiden handelt liegen keine sehr robusten Daten hierfür vor. Man geht aber im Allgemeinen davon aus, dass nach einer ersten symptomatischen Harnsteinepisode die Rezidivrate bei 34-40 % für die nächsten 5 Jahre, bei 50 % für die nächsten 5-10 Jahre und bei 75 % für die nächsten 20 Jahre liegt. Natürlich wird die Rezidivrate auch durch die vorliegende Steinart, Risikofaktoren und Prädispositionen (☞ unten) beeinflusst. Nach erfolgtem Rückfall steigt die

Wahrscheinlichkeit für weitere Ereignisse sogar noch – bei immer kürzer werdenden Intervallen.

7.2. Ursachen und Pathophysiologie

Wir kennen zwar einige genetische oder erworbene Erkrankungen, welche mit vermehrter Harnsteinbildung einhergehen – in der Mehrzahl der Fälle lässt sich aber meist kein einzelner, auslösender Faktor finden.

Da die Menge und Art der Nahrungs- und Flüssigkeitszufuhr massgeblich an der Zusammensetzung des Urins beteiligt sind, liegt die intuitive Schlussfolgerung nahe, dass diese beiden Faktoren das Risiko zur Harnsteinbildung wesentlich mitbestimmen. Diese Hypothese wird nicht nur durch Resultate von epidemiologischen Untersuchungen und Interventionsstudien erhärtet, sondern auch durch immer detailliertere pathophysiologische und pathogenetische Kenntnisse der Harnsteinbildung aufgrund tierexperimenteller und humaner Studien.

Die renal eliminierten Stoffe werden im Urin stark angereichert und einzelne Stoffe erreichen Konzentrationen, welche oberhalb ihrer Löslichkeitsgrenze liegen. So verwundert es nicht, dass Nierengesunde auch unter physiologischen Bedingungen bis 10 Millionen Kristalle pro Tag im Urin ausscheiden. Es sind verschiedene Mechanismen bekannt, welche im permanent übersättigten Urin die Ausbildung und vor allem das weitere Wachstum einer Kristallisation in Grenzen halten respektive in komplexer Weise mit beeinflussen:

- **Citrat im Urin** bildet mit Calcium lösliche Komplexe (vermindert so die Übersättigung von Calcium-Oxalat und Calcium-Phosphat)
- **Magnesium im Urin** inhibiert die Calcium-Oxalat-Kristallisation
- **Makromoleküle** (Urin-Osteopontin, Tamm-Horsfall-Protein, Urin-Prothrombin-Fragment 1, Bikunin, Trefoil-Faktor 1) hemmen die Ausbildung oder Wachstum von Kristallen auf verschiedene Weise
- **Protein-Kristall-Rezeptoren** (z.B. Annexin-II, Phosphatidylserin) an der apikalen Membran der Tubuluszellen können kleine Kristall-Aggregate binden und nach intrazellulär schleusen
- **Intrazellulär** kommt es über regulierte Mechanismen zur **Wiederauflösung** der über die genannten Rezeptoren aufgenommenen Kristalle
- **Interstitielle Matrixproteine** (ossäres Sialoprotein, Osteopontin) **begünstigen** eine **interstitielle Kristallisation/Mineralisation**

Ist dieses komplexe System verändert – zum Beispiel durch vermindertes oder strukturell verändertes Tamm-Horsfall-Protein – kann es bereits bei unüblich tiefen Urin-Konzentrationen zur Kristallisation von Calcium-Oxalat kommen. Die Ausbildung von im Vergleich zu Kontrollpersonen grösseren Kristallaggregaten bei vergleichbarer Urin-Übersättigung lässt an einen solchen Mechanismus denken. Ein anderes Beispiel sind die oben

Parameter	Risikokonstellation	
Calcium	Hypercalciurie	
Oxalat	Hyperoxalurie	
Harnsäure	Hyperuricosurie	
Citrat	Hypocitraturie	
Magnesium	Hypomagnesiurie	
Ergänzende Parameter		**Hinweis auf**
Kreatinin	• 7-13 mmol/d (Frauen) • 13-18 mmol/d (Männer)	Störung der Nierenfunktion, Sammelfehler
Natrium		übermässiger Kochsalzkonsum
pH-Tagesprofil	konstant >5,8	renal tubuläre Azidose
	konstant >7,0	Harnwegsinfekt
	konstant ≤5,8	Säurestarre
Spez. Gewicht	>1010	unzureichende Trinkmenge

Tab. 7.1: Risikofaktoren zur Harnsteinbildung im Urin.

genannten interstitiellen Kristallisationen – die so genannten Randall's Plaques aus Apatit (Calcium-Phosphat): In vermehrtem Ausmass ausgebildet schädigen sie die umliegenden Tubuluszellen und spielen als Nidus der Harnsteinbildung eine wichtige Rolle.

Zum aktuellen Zeitpunkt haben zwar nicht alle diese Erkenntnisse einen unmittelbaren Einfluss auf Diagnostik oder Therapie, erlauben aber einen Blick auf zukünftig potentiell verfügbare diagnostische und therapeutische Möglichkeiten. Die aktuellen therapeutischen Bemühungen zielen darauf hin, das Gleichgewicht zwischen lithogenen und schützenden Faktoren (☞ Tab. 7.1) im Urin günstig zu beeinflussen.

7.3. Harnsteinanalyse und Basisabklärungen

Trotz des oben erwähnten, eindrücklich hohen Rezidivrisikos hat es sich nicht als notwendig erwiesen, jeden Patienten umfassend abzuklären. Bei der Mehrzahl der Harnsteinpatienten ist eine allgemeine Harnsteinmetaphylaxe als Rezidivprophylaxe ausreichend.

Angesichts der Häufigkeit von Harnsteinen muss ein effizienter und ökonomischer Abklärungsgang zur Identifizierung eines allfälligen physiologischen Defektes oder einer prädisponierenden Grunderkrankung oder -disposition mit Möglichkeiten einer effektiven Therapie zur Rezidivprophylaxe definiert werden. Zu diesem Zweck sollten zunächst folgende Fragen beantwortet werden:

- Schweregrad und Typ der Steinerkrankung?
- Erste oder wiederholte Steinepisode?
- Prädisponierende Erkrankung oder Risikofaktoren?
- Positive Familienanamnese für Nierensteine?

Eine Harnsteinanalyse zusammen mit einer einfachen Basisabklärung erlaubt die Identifizierung von Patienten mit einem sehr hohen Rückfallrisiko (ca. 25-30 % der Harnsteinpatienten). Bei dieser Gruppe sind die Behandlung des Grundleidens (z.B. Parathyreoidektomie bei primärem Hyperparathyreoidismus) oder erweiterte, in der Regel spezialärztlich durchgeführte, steinartspezifische Abklärungen angezeigt. Daraus resultieren spezifische die allgemeine Metaphylaxe ergänzende Massnahmen oder Medikamente (☞ Abb. 7.1). In Tab. 7.2 findet sich eine Auswahl von Hochrisikosituationen für rezidivierende Harnsteinbildung, anatomische Problemsituationen und Situationen, bei denen eine beschleunigte Behandlung und Abklärung indiziert sind (z.B. Infektsteine). Auf die nicht detailliert aufgeführten diätetischen Risikofaktoren wird weiter unten eingegangen.

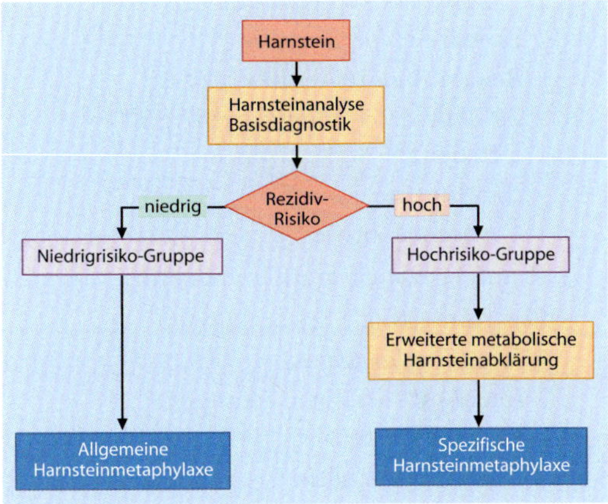

Abb. 7.1: Algorithmus zur Risikoeinschätzung in Anlehnung an die S2k-Leitlinien zur Diagnostik, Therapie und Metaphylaxe der Urolithiasis der Deutschen Gesellschaft für Urologie e.V. und des Arbeitskreises Harnsteine der Akademie der Deutschen Urologen von 2015.

> Die Entdeckung und primäre Behandlung eines Harnsteins soll nicht als diagnostischer oder therapeutischer Endpunkt angesehen werden, darüber hinaus soll eine Klassifizierung der Betroffenen in eine Hoch- respektive eine Niedrigrisikogruppe erfolgen.

Auf Kinder mit Harnsteinen wird im Folgenden nur am Rande eingegangen. Kinder werden per se als Hochrisikogruppe angesehen, und eine weitere Abklärung in spezialisierten Zentren ist immer indiziert.

7.3.1. Harnsteinanalyse und Klassifikation der Harnsteine

Harnsteine bestehen aus organischen und nichtorganischen Kristallen mit einer verbindenden Protein-Matrix. Die moderne Klassifikation basiert auf ihrer kristallinen Analyse bzw. der chemischen Zusammensetzung (☞ Tab. 7.3). Je nach Gesichtswinkel gibt es weitere Klassifikationssysteme, welche sich teilweise überschneiden, aber durchaus auch ergänzen.

Rezidivierende Harnsteinbildung – Risikofaktoren

- $\geq$3 Steine in 3 Jahren
- Erstmanifestation im frühen Lebensalter (<25 Jahre, Kinder*)
- Erkrankungen assoziiert mit Steinbildung
  - Genetisch determinierte Steinbildung
    - Cystinurie (Typ A, B und C)
    - Primäre Hyperoxalurie
    - Renal tubuläre Azidose Typ I
    - 2,8-Dihydroxyadeninurie (APRT-Defizienz)
    - Xanthinurie
    - Cystische Fibrose
  - Primärer Hyperparathyreoidismus
  - Gastrointestinale Erkrankungen
    - Jejunoilealer Bypass
    - Malabsorptive Erkrankungen
    - Morbus Crohn
    - Chronische Colitis
  - Sarkoidose
- Diätetische Risikofaktoren**
- Positive Familienanamnese
- Spezielle Steinarten, spezifische Steinprobleme
  - Infektsteine (Monoammoniumurat)
  - Harnsäure- und Uratsteine
  - Brushitsteinbildung (Calcium-Hydrogen-Phosphat; $CaHPO_4 \cdot 2H_2O$)
  - Residuelle Steinfragmente (3 Monate nach Steintherapie)
  - Nephrocalcinose
  - Bilaterale grosse Steinmasse
- Anatomische Abnormitäten
  - Einzelnierensituation***
  - Tubuläre Ektasien (Markschwammnieren)
  - Hydronephrotisches Nierenbecken oder -kelche
  - Nierenkelchdivertikel
  - Hufeisennieren
  - Ureterocele
  - Vesiko-uretraler Reflux
- Medikamentenassoziierte Harnsteine (☞ Tab. 7.2)

Tab. 7.2: Risikofaktoren für rezidivierende Harnsteinbildung (Hochrisikopatienten).

* Bei Kindern und Patienten mit Nephrocalcinose müssen noch weitere Risikofaktoren berücksichtigt werden: Morbus Dent (CLCN5, X-chromosomal, Fanconi Syndrom), Morbus Bartter (Hypokaliämie mit hypochlorämischer metabolischer Alkalose), familiäres Hypomagnesiämie- und Hypercalciurie-Syndrom (FFHNC, Paracellin-I, autosomal rezessiv), familiäre juvenile hyperuricämische Nephropathie (FJHN; MCKD), Williams-Beuren-Syndrom und ehemalige Frühgeborene.

** ☞ Tab. 7.4

*** Eine Einzelniere bedeutet nicht ein erhöhtes Steinbildungsrisiko per se, diese Personen sollten sich streng an die prophylaktisch empfohlenen Massnahmen (Metaphylaxe) halten.

Klassifikationssysteme

- nach kristallinem Aufbau/chemischer Zusammensetzung
- nach Ätiologie, z.B. Infektsteine oder genetische Ursachen
- nach Lage: Nieren-, Harnleiter- oder Blasen-, Kelch-, Nierenbecken-, partielle oder komplette Ausgusssteine (letzteres = staghorn calculi)
- nach Röntgenverhalten: röntgennegative und röntgendichte Konkremente

Die Analyse der Harnsteine sollte nach heutigen Qualitätsstandards mittels Infrarotspektrometrie oder Röntgendiffraktion erfolgen. Diese Methoden zeichnen sich durch eine hohe Spezifität und Sensitivität aus und erkennen die Harnsteinkomponenten in einer Grössenordnung von 5-10 % sicher. In der Regel genügen 1-5 mg Harnsteinsubstanz. Die Polarisationsmikroskopie ist eine qualitativ ebenbürtige Methode, aber nur in wenigen spezialisierten Zentren verfügbar. Nass-chemische Methoden gelten als obsolet.

Einschränkend muss bei den (häufigen) Mischsteinen gesagt werden, dass die prozentualen Anteile der Komponenten natürlich abhängig davon sind, welcher Teil des Steins asserviert wird.

Hinter einer bestimmten Steinart können sich zwar verschiedene Ätiologien (☞ Tab. 7.3) verbergen; die Zusammensetzung des Harnsteins kann aber – insbesondere im Kontext mit den Basisabklärungen – oft bereits wertvolle Hinweise zur Pathogenese, Rezidivrisiko und Behandlung ergeben.

Harnsteinart	Chemische Zusammensetzung	Mineralname	Häufigkeiten		Kristallisation bei	Röntgenverhalten	Bemerkungen/mögliche Ätiologie
			Hauptkomponente (% der Fälle)	monomineralisch (% der Fälle)			
Oxalate	Calciumoxalat-Monohydrat	Whewellit	70,4	20,8		++	eher Hyperoxalurie
	Calciumoxalat-Dihydrat	Weddellit				++	eher Hypercalciurie
Harnsäure und Urate	Harnsäure	Uricit	11,0	8,0	pH <6,0	-	Fehlernährung, Diät-Exzesse, myeloproliferative Syndrome, endogene Überproduktion (Enzymdefekte), Medikamente (z.B. Thiazide), Gicht, katabole Stoffwechsellage
	Harnsäure-Dihydrat		1,03	0,1		-	
	Monoammoniumurat		0,5	0,1	pH >6,5	-	HWI, Malabsorption und Malnutrition
Phosphate	Magnesium-Ammonium-Phosphat-Hexahydrat	Struvit	6,0	2,1	pH >7	+	HWI
	Carbonatapatit	Dahllit	4,8	1,1	pH $\geq$6,8	++	HWI, HPT, RTA, NaBic-Therapie, Komponente von CaOx-Mischsteinen
	Calcium-Hydrogenphosphat-Dihydrat	Brushit	1,0	1,0	pH 6,5-6,8	++	keine Assoziation zu HWI, reine Brushit-Steine selten, meist als Mischkomponente bei CaOx-Steinen
Genetisch determinierte Steine	Cystin		0,4	0,4		+	Tubulopathie, genet. determinierter Transportdefekt für dibasische Aminosäuren
	Xanthin					-	Defekt der Adeninphosphoribosyltransferase, Adenin statt zu AMP zu 2,8-DHA = sehr schlecht löslich, spontane Kristallisation im Urin
	2,8-Dihydroxyadenin					-	Defekt der Xanthinoxidase (XO), vermehrte Ausscheidung von schlecht löslichem Xanthin im Urin
Iatrogene Steine (medikamentös)	Calcium- und Vitamin-D-Supplementation					-	Hypercalciurie
	Acetazolamid, Topiramat					-	Hypocitraturie
	hohe Dosen von Vitamin C (>4 g/d), Aethylenglykol (Vergiftung), D-Penicillamin					-	Hyperoxalurie
	Triamteren und Metabolite, Sulfadiazin/Sulfamethoxazol, Chinolone, Penicillin G, Cephalexin, Acyclovir, Indinavir/Ritonavir/Saquinavir, Allopurinol/Oxypurinol, Phenazopyridin, Glafenin und Metabolite, Silikate					-	Präzipitation im Urin

Tab. 7.3: Harnsteinarten und -häufigkeiten.

	Standard	Zusätzlich bei unbekannter Steinart
Anamnese	• Steinanamnese (frühere Steinepisoden, Nephrocalcinose) • Ernährungsanamnese • Medikamentenanamnese • Familienanamnese	
Klinische Untersuchung	• körperliche Untersuchung • Sonographie (evtl. Spiral-CT)	• Spiral-CT
Blut	• Kreatinin • Calcium (ionisiert oder Gesamt-Calcium + Albumin) • Harnsäure (fakultativ)	• bei Kindern: Phosphat, Parathormon, alkalische Phosphatase, Oxalat, Blutgasanalyse
Urin	• Urinstatus (Leukozyten/Erythrozyten/Nitrit/Eiweiss/pH/Dichte) • Urinkultur (bei entsprechend positiven Streifentest) • Sediment (mind. bei Kindern)	• Urin pH-Tagesprofil (bei jeder Miktion, mindestens 4 cirkadiane Einzelmessungen)

Tab. 7.4: Basisabklärungen.

Infektsteine

Infekt (typischerweise Urease-produzierende Bakterien) bedingte Magnesium-Ammonium-Phosphat- oder Carbonat-Apatit-Steine lassen sich mit antibiotischer Therapie alleine nicht vollständig sanieren und erfordern eine vollständige, d.h. urologische Steinentfernung. Eine genügende Harndilution und gegebenenfalls die Einstellung eines sauren Urin-pH (5,8-6,2) mit L-Methionin (3x 500-1.000 mg/d) zur Verbesserung der Löslichkeit sind weitere Massnahmen. Allerdings muss eine langfristige Gabe von L-Methionin gut begründet sein und wegen möglicher unerwünschter Wirkungen gut überwacht werden (metabolische Azidose, Hypercalciurie und Hypocitrurie).

Harnsäuresteine

Bei Vorliegen von Harnsäuresteinen ist dagegen eine Alkalinisierung mit Alkali-Citrat (Kalium-Citrat, Kalium-Natrium-Citrat) oder Natrium-Bicarbonat des Urins zu Verbesserung der Löslichkeit der Harnsäure vordringlich (Ziel ≥pH 6,2), bei nicht obstruierenden Konkrementen kann eine alleinige "Chemolyse" zur Sanierung erfolgreich sein, bei obstruierenden Steinen kann eine lokale Spülung via perkutane Nephrostomie erwogen werden. Daneben sind natürlich auch diätetische Massnahmen zu beachten (☞ allgemeine Harnsteinmetaphylaxe).

7.3.2. Basisabklärungen

Die in der Tab. 7.4 vorgeschlagenen Abklärungen entsprechen im Wesentlichen den S2k-Leitlinien zur Diagnostik, Therapie und Metaphylaxe der Urolithiasis der Deutschen Gesellschaft für Urologie e.V. und Arbeitskreis Harnsteine der Akademie der Deutschen Urologen von 2015. Leider ist es nicht immer möglich, einen Stein zur Analyse zu asservieren. In solchen Fällen oder in Fällen mit schnellem Handlungsbedarf (z.B. bei Verdacht auf Harnsäuresteine oder Infektsteine), werden die Basisabklärungen erweitert (☞ Tab. 7.4 Spalte "Zusätzlich bei unbekannter Steinart").

Anamnese

Von besonderer Bedeutung ist die ausführliche Anamnese zu Lebens-, Ess- und Trinkgewohnheiten. Speziell und gezielt soll nach früheren Harnsteinepisoden, familiärer Nierensteinbelastung, disponierenden Erkrankungen (☞ Tab. 7.2), Operationen, Einnahme von bestimmten Medikamenten gefragt werden.

Bei Harnsäuresteinen gehören zu den disponierenden Erkrankungen beispielsweise Diabetes mellitus, Gicht, Hypertonie und Adipositas oder eine deutliche Zunahme des Körpergewichtes in letzter Zeit. Bei Harnstein-bildenden Diabetikern finden sich mit 30-40 % deutlich mehr Harnsäuresteine verglichen mit Nichtdiabetikern (5-8 %).

Eine periphere Insulinresistenz ist eng korreliert mit einem tiefen Urin-pH, was die Ausfällung von Harnsäurekristallen begünstigt und möglicherweise eine der renalen Manifestationen des metabolischen Syndroms darstellt.

Besonderer Aufmerksamkeit bedürfen Patienten nach bariatrischer Chirurgie, namentlich nach malabsorptiven Eingriffen – und zwar nicht erst nach Abgang von Nierensteinen! Gefürchtet sind auch die schleichend sich entwickelnde Nephrocalcinose bei ungenügender Calcium- und Alkalizufuhr – letzteres bedeutsam bei oft auch vorhandenem vermehrtem Abgang von wässrigem Stuhl (Bikarbonatverlust) mit im ungünstigen Fall Entwicklung einer ersatzbedürftigen irreversiblen Niereninsuffizienz.

Klinische Untersuchung

Mit der klinischen Untersuchung soll einerseits festgestellt werden, ob der Patient steinfrei ist oder eine Harnobstruktion vorliegt, und andererseits kann sie Hinweise auf das Rezidivrisiko ergeben (anatomische Abnormitäten). In der Regel wird als erste, breit verfügbare und unbelastende, bildgebende Untersuchung die Abdomensonographie eingesetzt und erst in einem zweiten Schritt eine Spiral-CT bei erweiterten Fragestellungen oder insbesondere bei unbekannter Steinart (☞ nachfolgende Box) und zur präziseren Erfassung der Gesamtsteinlast.

Stichwort Bildgebung: Die Frage nach der Wahl der optimalen Bildgebung stellt sich meist im Rahmen des diagnostischen Prozesses einer akuten Harnsteinepisode. Sonographie, Röntgenleeraufnahme, Ausscheidungsurogramm und Spiral-CT (ohne Kontrastmittel) stehen sich in Konkurrenz oder als ergänzende Untersuchungen gegenüber. Die Diskussion um diagnostische Algorithmen ist nicht abgeschlossen und umfasst Aspekte wie Sensitivität, Spezifität, Kosteneffizienz, Strahlenbelastung, aber auch lokale Verfügbarkeit der verschiedenen Methoden.

Neben Feststellen und Lokalisation von Harnsteinen kann die primäre diagnostische (radiologische) Bildgebung auch erste Hinweise auf die Zusammensetzung der Harnsteine geben: calciumhaltig oder nicht-calciumhaltig (☞ Tab. 7.3). Eine eindeutige Unterscheidung im CT zwischen calciumhaltigen und nicht-calciumhaltigen Konkrementen ist durch die Bestimmung der Hounsfield-Einheiten aber noch nicht routinemässig einsetzbar, da die Werte stark von der CT-Technik abhängig sind.

Neben den dank Bildgebung gewonnenen Informationen zur unmittelbaren Behandlung der Harnsteine können unter Umständen bereits Hinweise hinsichtlich Rezidivrisiko gewonnen werden (z.B. anatomische Abnormitäten). Im Verlauf kann die Steinfreiheit dokumentiert oder die verbliebene, so genannte Steinlast eruiert werden.

Laboruntersuchungen

Mit den vorgeschlagenen Parametern können metabolische Störungen ermittelt werden, welche unter anderem mit Harnsteinbildung vergesellschaftet sein können.

Einer Hyperkalzämie kann ein primärer Hyperparathyreoidismus, eine Sarkoidose oder ein Malignom zugrunde liegen. Eine Hyperuricämie zusammen mit einer typischen Gichtanamnese kann hinweisend auf Harnsäuresteine sein. Da eine Hyperuricosurie (= ein Risikofaktor für Harnsäuresteine) häufig ohne Hyperuricämie vorkommt, wird dieser Laborparameter nicht von allen Experten als obligat erachtet. Zudem ist zu beachten, dass eine Hyperuricämie auch sekundär durch Medikamente und Hydrierungszustand beeinflusst sein kann und dass sehr hohe Harnsäurewerte im Serum (>600 µmol/l) z.B. auch auf eine myeloproliferative Erkrankung hinweisen können.

Die Urinuntersuchungen erfolgen routinemässig mit Streifentests, welche durch eine hohe Sensitivität charakterisiert sind. Auf dem verwendeten Streifentest sollten mindestens die Parameter Erythrozyten, Leukozyten, Nitrit, pH und Dichte vorhanden sein. Bei Hinweisen auf einen Harnwegsinfekt muss ein solcher ausgeschlossen respektive obligat mit Keimnachweis bestätigt werden.

> Eine hohe Dichte oder ein hohes spezifisches Gewicht des Urins deuten auf eine zu geringe Trinkmenge hin – ein zentraler Risikofaktor zur Harnsteinbildung.

Der nüchtern Urin-pH (zweiter Morgenurin) und vor allem ein Urin-pH-Tagesprofil können bei unbekannter Steinart wertvolle ätiologische Hinweise geben. Wichtig ist dabei die Verwendung eines feingradierten pH-Teststreifen. Sind die Urin-pH-Werte bei ausgeschlossenem Harnwegsinfekt konstant >5,8, deutet dies auf eine Störung der Säureausscheidung der Nieren im Sinne einer renalen tubulären Azidose hin, und eine (spezialärztliche) Abklärung ist indiziert. Konstante Urin-pH-Werte von <5,3 deuten auf eine Säurestarre mit hohem Risiko für eine Harnsäurekristallisation hin.

Bei Kindern muss zwingend eine Urin-Sedimentuntersuchung vorgenommen werden. Der mikroskopische Nachweis von Cystin-, Xanthin- und 2,8-Dihydroxyadenin-Kristallen ist eindeutig und gilt als pathognomonisch für die entsprechenden Stoffwechselerkrankungen.

Findet sich mit den genannten Abklärungen eine Hochrisikosituation, ist bereits bei Ersteinbildnern und bei Rezidivsteinbildnern (≥ 3 Steine in 3 Jahren) sowieso eine weitergehende, über die akute Steinbehandlung hinausgehende spezialärztliche Abklärung oder Behandlung der Grunderkrankung notwendig.

Bei der erweiterten metabolischen Abklärung werden unter anderem die Ausscheidung von Calcium, Oxalat, Citrat, Harnsäure und evtl. Magnesium im 24-Stunden-Urin quantifiziert. Damit kann das Risiko einer Übersättigung abgeschätzt werden. Verschiedene Indices (APCaOx-Index, EQUIL-2, Bonn-Risk-Index) zur Beschreibung des Calcium-Oxalat-Kristallisationsrisikos wurden entwickelt, wobei die Validierung dieser Parameter noch nicht abgeschlossen ist und entsprechend nicht für die Routine empfohlen werden kann.

Ergänzt werden die Parameter mit der Bestimmung von Kreatinin, Natrium und Harnstoff. Neben der Bestimmung der Kreatinin-Clearance kann mit der Quantifizierung des Kreatinins die Vollständigkeit der 24-Stunden-Sammlung abgeschätzt werden. Darüber hinaus können die obigen Elemente zum Kreatinin in Relation gesetzt werden und so die "Kreatinin-korrigierte" Ausscheidung ermittelt werden. Mit der Messung des Natriums und Harnstoffs lässt sich der tägliche Kochsalz- respektive der Eiweisskonsum abschätzen.

Inwieweit sich allerdings so der tägliche Kochsalzkonsum korrekt abschätzen lässt, ist nach den als bahnbrechend zu bezeichnenden Untersuchungen von Titze zu bezweifeln und wird sich in Zukunft weisen. Er beschreibt eine Wasser-unabhängige Natrium-Ablagerung in der Haut und in den Muskeln.

Da die ausgeschiedenen Mengen dieser Elemente massgeblich von der Ernährung beeinflusst sind, sind diese Untersuchungen nur unter der gewohnten, selbst gewählten Diät – worunter sich ja auch die Steine gebildet haben – sinnvoll und nicht unter Spitalbedingungen. Nach Möglichkeit sollte mit einer metabolischen Abklärung 2-3 Monate nach Steinabgang respektive der urologischen Behandlung zugewartet werden. Medikamente, welche die Urinzusammensetzung wesentlich beeinflussen (Diuretika, Alkalicitrat, Allopurinol), sollten zirka 2 Wochen vor der Urinsammlung abgesetzt werden.

Bestimmte Steinarten bedingen jedoch eine rasche und umfassende Sanierung (z.B. Infektsteine, Harnsäuresteine) und erlauben es nicht, die oben angeführte Wartezeit bis zu einer ausführlicheren metabolischen Abklärung abzuwarten.

7.4. Allgemeine Harnsteinmetaphylaxe

Die allgemeine Harnsteinmetaphylaxe ist im Sinne einer Basismassnahme in jedem Fall angezeigt. Für Patienten der Niedrigrisikogruppe reichen diese Massnahmen als sinnvolle Rezidivprophylaxe aus und sind in Tab. 7.5 zusammengestellt.

Diurese-Erhöhung ("Trinkprophylaxe")
• Flüssigkeitszufuhr: 2,5-3,0 l/d • circadianes Trinken (Trinken vor dem Zubettgehen) • harnneutrale Getränke • Diurese: 2,0-2,5 l/d
Ernährung
• ausgewogen* • ballaststoffreich • vegetabil • Calciumzufuhr nicht beschränken! (1.000-1.200 mg/d**) • Kochsalzzufuhr: < 6 g/d • Eiweisszufuhr: 0,8-1,0 g/kg KG/d*** (Fleischeiweiss: 5-7x/Woche, nie 2x am gleichen Tag)
Normalisierung allgemeiner Risikofaktoren
• BMI zwischen 18 und 25 kg/m² (Richtwert für Erwachsene, bei Kindern nicht anwendbar) • Stressbegrenzung • äquate körperliche Bewegung • Ausgleich hoher Flüssigkeitsverluste

Tab. 7.5: Allgemeine Harnsteinmetaphylaxe.
* Keine exzessive Zufuhr von Vitaminpräparaten.
** Für Patienten mit absorptiver Hypercalciurie ab 8 mmol/d gelten andere Empfehlungen.
*** Bei Kindern ist der Eiweissbedarf altersabhängig und muss daher individuell angepasst werden.

Trinkmenge

Eine der wichtigsten und hochwirksamen Massnahmen ist die Einhaltung einer genügenden Trinkmenge, mit dem Ziel eine Urinmenge pro 24 Stunden von mindestens 2,0-2,5 l zu erreichen (bedeutet ca. 2,5-3,0 l Trinkmenge). Wichtig dabei ist die regelmässige Verteilung der Trinkmenge über den ganzen Tag bis vor dem Zubettgehen. Eine Nykturie sollte für Harnsteinpatienten normal sein.

Eine genügende Flüssigkeitszufuhr zeigte in einer randomisierten, prospektiven Studie einen positiven Effekt auf die Verminderung von erneuter Nierensteinbildung in 5 Jahren Beobachtungszeit.

Es ist umstritten, ob die Art der Getränke entscheidend ist. Traditionell wird von hohen Mengen Schwarztee (entsprechend auch Eistee) und Kaffee aufgrund des hohen Oxalatgehalts abgeraten. Im Licht neuerer epidemiologischer Erkenntnisse scheinen Tee- und Kaffeekonsum (moderate Mengen, cave: Daten aus USA wahrscheinlich mit amerikanischer Kaffeezubereitung) sogar eher protektiv zu sein. Fruchtsäfte wurden wegen des Kalium- und Citratgehaltes empfohlen. Ein hoher Kaliumkonsum gilt als protektiver Faktor (hypothetisch – neben anderen Gründen – über eine verminderte Calciumausscheidung, wie dies bei erhöhter renaler Kaliumausscheidung zu sehen ist). Allerdings zeigten (wieder amerikanische) epidemiologische Daten, dass Orangensaftkonsum kein protektiver Faktor zur Nierensteinbildung darstellte. Hier stellt sich die Frage nach der Rolle der oft zugesetzten industriell hergestellten Fructose. Der Konsum von zugesetzter Fructose korreliert mit einem erhöhten Risiko zu Entwicklung eines metabolischen Syndroms mit entsprechend erhöhtem kardiovaskulärem Risiko. Über Gründe für den fehlenden Effekt des Orangensafts zur Harnsteinprophylaxe muss spekuliert werden. Bei hoher Fructosezufuhr lässt sich die Entwicklung einer Hyperuricämie beobachten, die vermutlich dann auch vorhandene vermehrte renale Harnsäureausscheidung würde so einen Risikofaktor zur Harnsteinbildung darstellen – und zwar nicht nur für Harnsäuresteine!

Von der Zufuhr grosser Mengen von Preiselbeersaft wird wegen der Ansäuerung des Urins abgeraten, mit Ausnahme zur Prophylaxe von rezidivierenden Harnwegsinfekten.

Ernährung

Ein zentraler Punkt ist es, die Nierensteinpatienten zu einer ausgewogenen Diät zu motivieren. Es handelt sich dabei nicht um eine lebenslange „Spezial- oder Krankendiät", sondern um eine allgemein zu empfehlende ausgewogene und gesunde Ernährungsweise.

Die Zufuhr von überschüssigen Proteinen (tierische > pflanzliche) bedeutet auch eine Säurebelastung für den Organismus, was zum Teil durch den

Knochen – auf Kosten von Calciumabbau – gepuffert wird, und ist entsprechend sowohl mit vermehrter renaler Calciumausscheidung als auch mit vermindertem Urin-pH und verminderter Citratausscheidung assoziiert – beides metabolische Veränderungen, welche als Risikofaktoren für die Bildung von Calcium-Oxalat-Steinen angesehen werden. Entsprechend lautet die Empfehlung: weniger tierische Proteine, mehr Früchte und Gemüse (Citrat-reicher).

In einer randomisierten, prospektiven Studie wurde ein ebenfalls positiver Effekt einer Diät mit nicht eingeschränkten Calciumzufuhr, wenig tierischen Eiweissen und verminderter Kochsalzzufuhr gefunden.

Bei Vorliegen von Harnsäuresteinen ist neben der Einschränkung der Proteinzufuhr auf 1,0 g/kg Körpergewicht auch auf eine Verminderung purinhaltiger Lebensmittel zu achten (Leber, Nieren).

Es zeigte sich, dass die DASH (= *Dietary Approaches to Stop Hypertension*)-Diät nicht nur einen Blutdruck-senkenden Effekt aufwies, sondern auch das Risiko zur Harnsteinbildung reduzierte. Die DASH-Diät zeichnet sich durch einen hohen Anteil von Früchten und Gemüse, wenig tierische Proteine, eine relativ tiefe Kochsalzeinnahme und nur moderaten Konsum von (*low fat*) Milchprodukten aus. Aufgrund der eher hohen Vitamin C-Zufuhr und eher tiefen Calciumzufuhr lag dieser protektive Effekt nicht primär auf der Hand.

In verschiedenen epidemiologischen Studien ist die eingenommene Calciummenge umgekehrt proportional zum Risiko für die (idiopathische) Bildung von Calcium-Oxalat-Steinen, nutritiv eingenommenes Calcium scheint also ein protektiver Faktor zu sein. Wie von B. Hess konzis ausgeführt und durch eigene elegante Studien belegt, ist der Wirkmechanismus des nutritiv zugeführten Calciums hauptsächlich über die Bindung des enteralen Oxalats zu erklären.

Das als mittlerweile historischen Irrtum zu nennende Argument, eine hohe Calciumzufuhr führe zu erhöhter Calciumausscheidung und erhöhe so das Risiko von weiterer Nierensteinbildung, kann definitiv als gegenstandslos erklärt werden. Die lange Zeit breit praktizierte Empfehlung einer Calcium-armen Diät wird als wichtiger (Mit-)Grund der verminderten Knochendichte von Nierensteinpatienten im Vergleich zu Gesunden angesehen.

Die Einnahme von Calcium-Supplementen mit oder ohne Vitamin D erhöht das Risiko zur Bildung calciumhaltiger Nierensteine leicht. Eine mögliche Erklärung für dieses Phänomen könnte sein, dass die Supplemente oft nüchtern eingenommen werden und so im Gegensatz zum Nahrungs-Calcium der Oxalat-bindende Effekt nicht vorhanden ist.

Dennoch wird von einer übermässigen Zufuhr (vor allem Exzessen) von Nahrungsmitteln mit hohem Oxalatgehalt (z.B. Rhabarber, Spinat, Mandeln, Sesamkernen, Kakaopulver) weiterhin abgeraten. Interessante Aspekte eröffnen epidemiologische Daten, welche bei Calcium-Oxalat-Steinbildnern eine verminderte Kolonisierung des Darms mit *Oxalobacter formigenes* gefunden haben. Dieses Bakterium benötigt für seinen Energiestoffwechsel obligat Oxalat und vermindert so eventuell die enterale Oxalatmenge und somit indirekt auch die renale Ausscheidung. Leider zeigen die ersten kontrollierten Studien keinen gewünschten Effekt. Weiterhin sind aber noch viele Fragen offen, potentielle therapeutische Ansätze wären eine Verabreichung von mit Oxalobacter gefüllten Kapseln im Sinne einer Impfung oder die Verabreichung des bakteriellen Enzyms.

Das Magnesium im Urin stellt ebenfalls einen protektiven Faktor dar, die genauen Mechanismen sind nicht im Detail bekannt. Eine verminderte Magnesiumausscheidung ist – sofern keine gastrointestinalen Probleme vorliegen – meistens nutritiv bedingt und bei Früchte- und Gemüsereicher Diät (auch Nüsse) meist kein Thema.

Ein hoher Kochsalzkonsum ist mit einer vermehrten Calciumausscheidung verbunden – in epidemiologischen Studien zeigen Frauen mit tieferem Kochsalzkonsum eine höhere Knochendichte als Frauen mit hohem Kochsalzkonsum; dies gilt im Übrigen im Vergleich von Vegetarierinnen mit Fleischesserinnen. Fleischkonsum ist typischerweise mit einem hohen Kochsalzkonsum vergesellschaftet. Dennoch genügt die alleinige Reduktion des Fleischkonsums ohne gleichzeitig bewusste Kochsalzreduktion nicht zur Verbesserung des Urinprofils bezüglich Übersättigung.

Mit Beachten von einigen Richtlinien kann der Kochsalzkonsum auf (6-)8 g pro Tag reduziert werden: nicht nachsalzen, generell etwas weniger Salz verwenden, Beachten von "versteckten" Kochsalzquellen (Bouillon, Aromat/Mirador etc., Trockenfleisch, Wurstwaren, harter Käse, Fertiggerichte, Fertigsaucen, Sojasauce, bei hohem Brotkonsum auch dies als Kochsalzquelle beachten), evtl. verwenden von Ersatzsalzen (neu: Pansalz).

7.5. Medikamente

Eine medikamentöse Therapie kommt in der Regel nur bei einer Hochrisikokonstellation zum Zuge, das heisst nach spezialärztliche Abklärung. Deswegen wird in diesem Artikel nicht darauf eingegangen.

7.6. Nachsorge

Bei Steinfreiheit sind nach einer ersten unkomplizierten Steinepisode keine spezifische Massnahmen oder weitere Verlaufskontrolle notwendig. Nach erfolgter spezialärztlicher Abklärung bei rezidivierendem Steinleiden und/oder Hochrisikosituation erfolgt in der Regel eine periodische Verlaufskontrolle mittels 24 Stunden Urinsammlung zur Überprüfung der eingeleiteten diätetischen oder allenfalls medikamentösen Massnahmen. Je nach Steinsituation erfolgt auch eine regelmässige Verlaufskontrolle, in der Regel mittels Sonographie.

7.7. Zusammenfassung

Die Nephrolithiasis ist in der westlichen industrialisierten Welt häufig und zunehmend. Die Ursachen sind sehr mannigfaltig und in der Routine häufig nicht im Detail zu eruieren. Wichtig für die weitere Abklärung und Empfehlungen zur Rezidivprophylaxe ist bereits bei der ersten Harnsteinepisode die Klassifizierung der Betroffenen in eine Hoch- respektive eine Niedrigrisikogruppe. Dies kann mit einer einfachen Basisabklärung und einer Harnsteinanalyse erfolgen. Eine allgemeine Metaphylaxe in der Niedrigrisikogruppe ist zur Rezidivprophylaxe ausreichend. Ein zentraler Punkt dabei ist die Beachtung einer genügenden Trinkmenge, die Ernährungsempfehlungen entsprechen an sich einer "vernünftigen", gesunden Ernährung, wobei insbesondere auf eine ausreichende Calciumzufuhr hingewiesen werden sollte.

Literatur

beim Verfasser

8. Endokrine Urologie

Im erweiterten Sinne gehören die Nebennieren, die Nieren, die Hoden und die Hormontherapie bei Prostataerkrankungen zu den endokrinen Themen im urologischen Fachgebiet. Behandlungen wie die antiandrogene Therapie des Prostatakarzinoms, die Testosteronsubstitution des Hypogonadismus sowie die Abklärung und Behandlung von endokrin aktiven Nebennierenadenomen oder -karzinomen werden in enger Zusammenarbeit mit Spezialisten anderer Fachgebiete und den Grundversorgern durchgeführt. Bei Patienten mit einer arteriellen Hypertonie ist das Erkennen von renal-endokrinen Hypertonie Ursachen wichtig. Nachfolgend werden die wichtigsten Krankheitsbilder, die Diagnose und Therapie praxisorientiert zusammengefasst.

8.1. Erkrankungen der Nieren und Nebenniere

8.1.1. Inzidentalome

Dieser Begriff bezeichnet in der Bildgebung zufällig entdeckte Raumforderungen im Bereich der Nebenniere ohne klinische Symptome. Nebennieren-Raumforderungen gehören zu den häufigsten Tumoren beim Menschen mit einer Prävalenz beim Erwachsenen von ca. 3 % (bei 80-Jährigen bis 10 %).

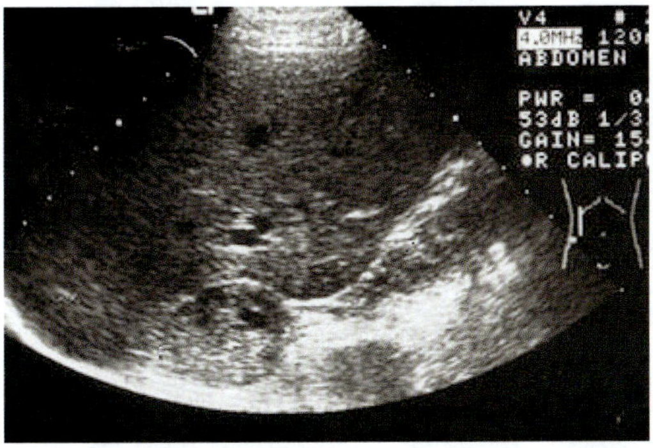

Abb. 8.1: Sonographische Darstellung eines Tumors der rechten Nebenniere.

Differentialdiagnostisch kommen neben den primären Nebennierentumoren auch Metastasen anderer Tumoren (Bronchialkarzinom, Mammakarzinom etc.) in Frage. Wird eine Nebennierenvergrösserung im Rahmen eines Stagings gefunden, handelt es sich streng genommen nicht um ein Inzidentalom. Rund 80 % der zufällig gefundenen Nebennierenvergrösserungen sind hormonell inaktiv (Inzidentalome), während ca. 20 % hormonell aktiv sind. Das Risiko für Malignität steigt mit der Grösse, und 25 % der Nebennierenraumforderungen >6 cm sind Nebennierenkarzinome.

Diagnostik

Eine Diagnostik hinsichtlich dem Vorliegen einer endokrinen Aktivität sollte je nach radiologischen Eigenschaften des Inzidentaloms resp. klinischen Hinweisen erfolgen, um ein Cushing-Syndrom, Phäochromozytom und einen primären Hyperaldosteronismus (Conn-Syndrom) zu suchen.

Diagnostische Massnahmen

- Klinische Untersuchung, insbesondere Hinweise für Tumorleiden oder Hormonaktivität
- Laboruntersuchung
  - 1 mg Dexamethason-Hemmtest bei allen Inzidentalomen
  - Plasma- oder Urin-Metanephrine bei allen Inzidentalomen mit ≥10 Hounsfield-Einheiten (HU) in einer CT-Untersuchung
  - Aldosteron-Renin-Quotient bei Hypertonie/ Hypokaliämie

Die entsprechenden Untersuchungen sind in den jeweiligen Kapiteln beschrieben.

Die Nebennierenbiopsie wird nicht empfohlen.

Bildgebung

- Abdomen-CT ohne Kontrast wird als primäre Bildgebung empfohlen: Weist die Läsion eine Dichte von ≥10 HU auf, ist dies ein Hinweis auf ein lipidreiches, benignes Nebennierenadenom
- Weist die Läsion eine Dichte von >10 HU auf, dann sollte eine weitere Bildgebung mit einer anderen Modalität oder eine Verlaufskontrolle nach 6-12 Monaten erfolgen:
  - CT mit Kontrast, um den *wash-out* des Kontrastmittels zu beurteilen: Ein *wash-out* relativ von >40 % sowie absolut von >60 % in 10 Minuten sind ebenfalls Hinweise auf eine benigne Läsion
  - MRT: Die Vorteile des MRT sind die fehlende Strahlung und der Wegfall des jodhaltigen Kontrastmittels

Therapie

Die chirurgische Entfernung von asymptomatischen und nicht-hormonaktiven einseitigen Nebennieren-Vergrösserungen mit benignem Aspekt ist nicht empfohlen. Der dabei angegebene Grössen-*Cut-off* von ≤4 cm ist arbiträr. Bei einem Befund von ≤4 cm mit einem benignen Charakter (tiefe Dichte) ist die Wahrscheinlichkeit für ein Malignom sehr gering. In dieser Situation kann eine einmalige klinische, laborchemische und radiologische Verlaufskontrolle nach 6-12 Monaten erwogen werden; bei Grössenstabilität und fehlenden Hinweisen auf Hormonaktivität kann auf weitere Kontrollen verzichtet werden. Befunde mit atypischem Aspekt in der Bildgebung oder >4 cm sollten interdisziplinär evaluiert werden. Eine Adrenalektomie wie auch Verlaufskontrollen sind Optionen.

▶ Operationsindikation

- Endokrin aktive Tumoren
- Tumoren >4 cm
- Grössenprogression in der Verlaufskontrolle von 20 % oder um mindestens 5 mm

8.2. Renal-endokrine Hypertonie-Ursachen

8.2.1. Reno-vaskuläre Hypertonie

Obwohl in der älteren Population eine renovaskuläre Atherosklerose oder Nierenarterienstenose häufig ist, sind die reno-vaskuläre Hypertonie oder die Progression zu einer Niereninsuffizienz eher selten. Bei einem Vorliegen einer koronaren Herzerkrankung oder einer peripheren arteriellen Verschlusskrankheit besteht eine erhöhte Koinzidenz. Eine Nierenarterienstenose gilt als relevant bei einer Stenose von ≥60 %. Die ischämische Aktivierung des Renin-Angiotensin-Aldosteron-Systems (RAS) spielt eine Rolle. Es ist unklar, ob und wann Patienten mit einer arteriosklerotischen Nierenarterienstenose von einer Intervention mit Stenting der Nierenarterie bezüglich Hypertonie und Nierenfunktion gegenüber einer medikamentösen Therapie profitieren. Jüngere Patienten mit einer seltenen fibromuskulären Hyperplasie und unkontrollierter Hypertonie profitieren jedoch von einer Intervention, wobei allerdings Restenosen im Verlauf in 10-11 % auftreten.

Diagnostik

Bei Risiken und Verdachtsmomenten wie Alter, weibliches Geschlecht, therapieresistenter/akzele-

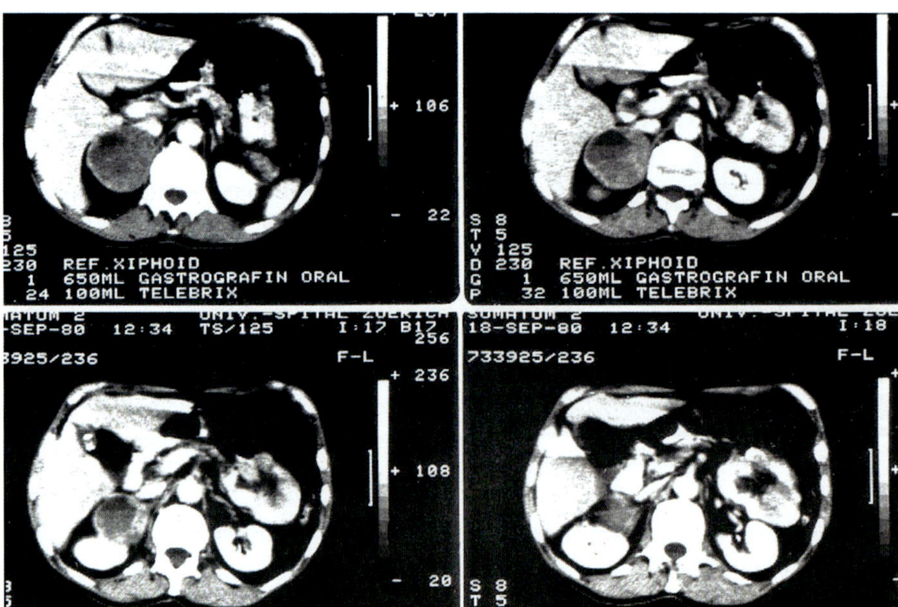

Abb. 8.2: Computertomographische Darstellung eines Tumors der rechten Nebenniere.

rierter Hypertonie, manifester arteriosklerotischer Erkrankung, unerklärter rascher Nierenfunktionsverschlechterung oder akuten nicht-kardiogenen Lungenödemen trotz Therapieadhärenz:

- Duplex-Sonographie der Nieren und Nierenarterien
- Ergänzend ggf. kontrastmittelunterstütztes CT bzw. MRT, z.B. bei unklaren Schallbefunden
- Angiographie selten
- Zusätzlich: Serumelektrolyte, Nierenfunktionswerte, Suche nach sekundärem Hyperaldosteronismus, Ausschlussdiagnostik entzündliche Nierenerkrankungen und Glomerulopathien

Therapie

Medikamentöse Kontrollen der Risikofaktoren und RAS-Blocker. Angioplastie mit oder ohne Stenting kann erwogen werden:

- bei Patienten mit einer bilateralen Nierenarterienstenose und akuter Herzinsuffizienz
- bei ein- oder beidseitiger Nierenarterienstenose mit Hinweisen auf Verschlechterung der Nierenfunktion, rezidivierenden Lungenödemen, akzelerierter Hypertonie trotz adäquater Therapie
- bei einseitiger Schrumpfniere und kontralateraler signifikanter Nierenarterienstenose

Nicht empfohlen ist die Angioplastie jedoch bei atherosklerotischer Nierenarterienstenose mit stabiler Nierenfunktion in den vergangenen 6-12 Monaten und wenn eine Blutdruckkontrolle mit einem akzeptierbaren Mass an Medikamenten erreicht werden kann. Gefässdissektionen, angeborene Gefässanomalien, seltene Syndrome wie Takayasu-Erkrankung mit reno-vaskulärer Beteiligung und akzessorische Nierenarterien erfordern meist ein multidisziplinäres Vorgehen.

8.2.2. Reno-parenchymatöse Hypertonie

Akute wie chronische intrarenale Durchblutungsstörungen (embolisch, atherosklerotisch, hämorrhagisch, perioperativ) können über eine Aktivierung des Renin-Angiotensin-Systems, aber auch Störungen der renalen Ausscheidungsfunktion und Aktivierung des Sympathikus, zu Hypertonie führen. Gleiches gilt für angeborene und erworbene Nephropathien wie die polyzystische Nierenerkrankung oder entzündliche Glomerulonephritiden, einseitige Schrumpfnieren sowie ursachenunabhängig für jede fortgeschrittene Niereninsuffizienz. Die Diagnostik ist wie bei der reno-vaskulären Hypertonie bildgebend und laborbasiert. Bei unklaren Situationen kann eine Nierenbiopsie erwogen werden. Die Therapie ist in der Regel konservativ-medikamentös und nur ausnahmsweise interventionell.

8.2.3. Endokrin aktive Nierentumore

Ein Renin-bildendes Reninom der Niere ist eine Rarität. Der Tumor ist oft sehr klein und gekennzeichnet durch hohe Reninsekretion und Plasmareninkonzentration sowie konsekutiv eine schwere Angiotensin-induzierte Hypertonie. Die Resektion bringt Heilung. Bei Kindern können Wilms-Tumoren endokrin aktiv sein und nach neueren Erkenntnissen in etwa 50 % ebenfalls über eine abnorme Reninsekretion zu Hypertonie führen. Auch hier steht die operative Entfernung an erster Stelle.

8.3. Benigne, hormonaktive Nebennierentumore

8.3.1. Glucocortikoid-produzierendes Nebennierenadenom (Adrenales Cushing-Syndrom)

Die Diagnose einer endogenen Glucocorticoid-Überproduktion ist komplex. Neben der primären Überproduktion in den Nebennieren kann auch eine zentrale Stimulation durch ACTH vorliegen oder sekundäre (exogene) Faktoren zu einem Hypercortisolismus führen. Die Inzidenz des symptomatischen Cushing-Syndroms ist sehr selten mit 2-3/Million. Frauen sind eher betroffen als Männer (3:1). Ein latenter Hypercortisolismus ist jedoch v.a. im gewissen Populationen häufiger (Diabetiker, Patienten mit einer Osteoporose, Alkoholiker) und dessen klinische Bedeutung ist nicht ganz klar.

Klinisches Bild des symptomatischen Cushing-Syndroms

1. Fettstoffwechsel: Vollmondgesicht, Stiernacken, Stammfettsucht, Hypercholesterinämie

2. Kohlenhydratstoffwechsel: Diabetogene Stoffwechsellage

3. Eiweissstoffwechsel: Muskelatrophie, Osteoporose

4. Haut: Akne, Ulzera, Striae rubrae, Pergamenthaut, Ekchymosen

5. Frauen: Virilismus, Hirsutismus, Zyklusstörungen

6. Psyche: Adynamie, Depressive Stimmungslage, Psychosen

7. Arterielle Hypertonie

Diagnostik

- Anamnese (sekundäre exogene Ursachen), klinische Untersuchung
- Nächtliche Speichel-Cortisol-Bestimmung oder 1 mg Dexamethason-Suppressionstest sind geeignet, um einen Hypercortisolismus auszuschliessen. Liegt das Serum-Cortisol nach dem Dexamethason-Hemmtest <50 nmol/l, ist ein Cushing weitgehend ausgeschlossen
- Zur Diagnose sind Bestätigungstests bzw. Testwiederholungen erforderlich
- Bei unklaren Befunden oder bei der Frage zur weiteren Diagnostik sollten die Patienten erfahrenen Klinikern zugewiesen werden. Die Lokalisation der Hormonproduktion ist komplex und insbesondere muss eine ACTH-abhängige Cortisol-Überproduktion ausgeschlossen werden

Therapie

- Ist ein Hypercortisolismus durch einen gutartigen/bösartigen Nebennierentumor gesichert, ist die chirurgische Adrenalektomie die Therapie der ersten Wahl
- Handelt es sich um einen bösartigen inoperablen Tumor, stehen die Therapie des Tumors und der Symptome im Vordergrund. Eingesetzte Substanzen sind dabei unter anderem Ketoconazol (schneller Wirkeintritt) oder Mitotane (langsamer Wirkeintritt)

8.3.2. Aldosteron-produzierendes Nebennierenadenom (Adrenales Conn-Syndrom)

Die Prävalenz des primären Hyperaldosteronismus im Rahmen eines Aldosteron-produzierenden Nebennierenadenoms oder einer Nebennierenhyperplasie wurde wahrscheinlich bisher unterschätzt. Je nach Studie liegt sie bei Patienten mit einer bekannten Hypertonie zwischen 6-18 %. Die Wahrscheinlichkeit für das Vorliegen eines primären Hyperaldosteronismus nimmt bei schwerer und/oder therapieresistenter Hypertonie, Hypokaliämie, exzessiven Endorganschäden und Nachweis einer Nebennierenvergrösserung zu. Eine Hypokaliämie liegt jedoch häufig nicht vor (<40 %), so dass ein normales Kalium einen Hyperaldosteronismus nicht ausschliesst. Ein primärer Hyperaldosteronismus muss von sekundären Formen der Aldosteronerhöhung abgegrenzt werden. Ein sekundärer Hyperaldosteronismus findet sich aufgrund der gesteigerten Stimulation des Renin-Angiotensin-Aldosteron-Systems bei einer Nierenarterienstenose, medikamentös und bei vermindertem Abbau (Leberzirrhose).

Symptome

Häufig unspezifische Symptome. Leitsymptome sind die Hypokaliämie und die therapieresistente Hypertonie.

Diagnostik

- Anamnese und Klinik
- Elektrolyte und Kreatinin
- Die Aldosteron-Renin-Ratio (ARR) wird heute als primärer Screening-Test empfohlen, da er eine hohe Sensitivität und einen grossen negativen prädiktiven Wert aufweist. Die Analyse sollte unter streng standardisierten Bedingungen morgens mindestens 2 Stunden nach dem Erwachen und nach 5-15 Minuten im Sitzen erfolgen. Dabei sollte die Ernährung normale Mengen an Salz enthalten und das Serum-Kalium normal sein. Bei der Exploration können die antihypertensiven Medikamente beibehalten werden (Ausnahme Spironolacton, das mindestens 4 Wochen vor der Testung gestoppt werden sollte). Eine Sistierung der Antihypertensiva aus diagnostischen Gründen wird aufgrund der Gefahr einer gefährlichen Rebound-Hypertonie nicht generell empfohlen. Besteht noch keine antihypertensive Therapie oder falls klinisch vertretbar, ist ein Pausieren von Diuretika, Inhibitoren des Renin-Angiotensin-Systems und Betablockern mindestens 2 Wochen vor der Testung hilfreich für die Interpretation. Liegt die ARR bei 2 Messungen unter Angabe des Plasma-Renins in mIU/l unterhalb von 64 und/oder das Plasma-Aldosteron <240 pmol/l, dann gilt ein primärer Hyperaldosteronismus als unwahrscheinlich bzw. ausgeschlossen. In allen anderen Fällen sollten die Patienten zu einer weiteren Evaluation an Spezialisten mit der Erfahrung in der weiteren Diagnostik an eine Hypertonie-

sprechstunde zugewiesen werden; insbesondere, da unterschiedliche Methoden verwendet werden und die Resultate in verschiedenen Einheiten angegeben werden. Eine App, die zur Interpretation entwickelt wurde, kann hier ein hilfreiches Tool sein
- Wird ein primärer Hyperaldosteronismus nachgewiesen (ein Bestätigungstest sollte erfolgen und Patienten zu einer Fachbeurteilung zugewiesen werden), sollte ein Nebennierenvenensampling erwogen werden, um sicherzustellen, dass eine einseitige Aldosteronproduktion vorliegt, welche chirurgisch angegangen werden kann. Erfolgt die chirurgische Entfernung alleine aufgrund der Bildgebung (CT/MRI), dann besteht ein Risiko, dass ein Nebennierenadenom, das keine Hormone produziert, entfernt wird

Therapie

- Primärer Hyperaldosteronismus bei Nebennierenadenom: operative Adrenalektomie
- Bei Patienten, welche keine Operation wünschen, oder wenn der Verdacht auf eine Hyperplasie bzw. beidseitige Aldosteronproduktion besteht, kann eine Therapie mit Spironolacton erfolgen und eine Grössenverlaufskontrolle der Nebennieren nach 6-12 Monaten erfolgen. Die Startdosis von Spironolacton ist 12,5-25mg pro Tag (einmal täglich), wobei die tiefste effektive Dosis gesucht werden sollte, indem graduell die Dosis auftitriert wird zu 100 mg oder mehr. Die Inzidenz der Gynäkomastie (ca. 10 %) ist dosisabhängig. Dagegen ist die Inzidenz der Menstruationsprobleme bei postmenopausalen Frauen unbekannt. Eine kleine Dosis eines Thiazid- oder von Amiloriddiuretikum kann höhere Spironolacton-Dosen vermeiden. Eplerenone ist ein selektiver Mineralocorticoid-Rezeptor-Antagonist ohne Antiandrogen- und Progesteron-Wirkung und reduziert daher die Nebenwirkungen. Die Potenz ist jedoch im Vergleich zu Spironolacton niedriger (60 %), und aufgrund der kürzeren Halbwertszeit kann es sein, dass es mehrmals täglich eingenommen werden muss. Gemäss einer doppelblinden Studie war die einmalige Einnahme von Eplerenone verglichen zu Spironolacton bei Hyperaldosteronismus unterlegen im Hinblick auf die Blutdrucksenkung
- Sekundäres Conn-Syndrom: Behandlung der Ursachen

Eine Nebennierenentfernung bei bestätigtem hormonaktivem Adenom (durch adrenal venöses Sampling) verbessert die Hypokaliämie bei allen Patienten, während die Hypertonie bei 35-60 % der Patienten geheilt ist (Blutdruck <140/90 mmHg ohne Medikamente). Leider ist in vielen Fällen eine antihypertensive Therapie aufgrund einer essentiellen Hypertonie notwendig. Faktoren, die mit einer grösseren Wahrscheinlichkeit für eine Heilung assoziiert sind, sind:

- keine Verwandte mit arterieller Hypertonie
- präoperativ maximal 2 Antihypertensiva
- jüngeres Alter
- kürzere Dauer der Hypertonie
- fehlendes vaskuläres Remodelling

8.3.3. Nebennierentumoren mit Androgenüberproduktion

Nebennierentumoren mit Androgenüberproduktion sind äußerst selten und werden als erworbene Adrenogenitale Syndrome (AGS) klassifiziert. Oft sind Kinder betroffen. Andere Ursachen erworbener AGS können Androgen-produzierende Tumoren des Ovars bzw. der Testes sein oder aber vor allem eine exogene Zufuhr von Anabolika, Androgenen oder Glucocorticoiden. Abgegrenzt wird das erworbene AGS vom angeborenen AGS, bei dem die Problematik auf einen angeborenen Defekt der Steroidbiosynthese (21-Hydorxylase-Mangel) zurückzuführen ist. Die klinische Präsentation ist variabel sowie abhängig vom Geschlecht und der Hormonkonstellation.

Diagnostik

Androgene, Testosteron, Dihydroepiandrosteron (DHEA) und adrenocorticotropes Hormon (ACTH) bzw. luteinisierendes Hormon (LH) im Serum, abdominelle Bildgebung zum Tumorausschluss.

Therapie

- Bei Tumornachweis: Operative Entfernung
- Bei angeborenem AGS: Substitutionstherapie mit Cortison

8.3.4. Phäochromozytom

Obwohl die Diagnose eines Phäochromozytoms sehr selten ist, wird es häufig gesucht, da es beim Vorliegen zu lebensbedrohlichen Komplikationen kommen kann. Zudem kann der Einsatz von gewissen Medikamenten (z.B. Betablocker, Opioide, Cortison) zu einer Freisetzung der Katecholamine und damit zu einer lebensbedrohlichen Situation führen. Bei einem Phäochromozytom kommt es zu einer tumorbedingten exzessiven Produktion von Katechloaminen, vorzugsweise Noradrenalin; meist in der Nebenniere (chromaffine Zellen des Nebennierenmarkes, 90 %), aber auch in den paravertebralen Ganglien (Paragangliom).

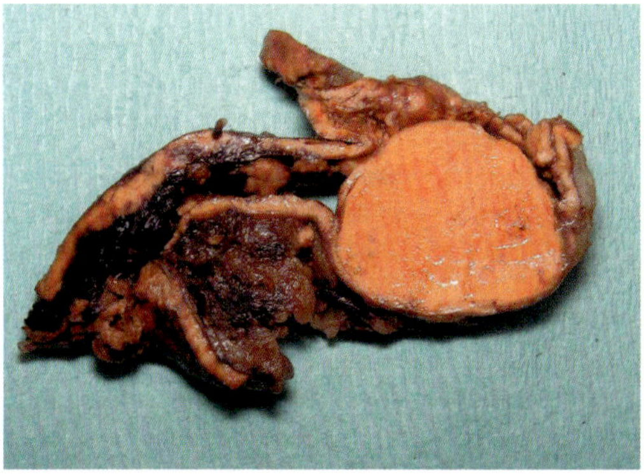

Abb. 8.3: Makroskopisches Präparat nach Adrenalektomie (Phäochromozytom).

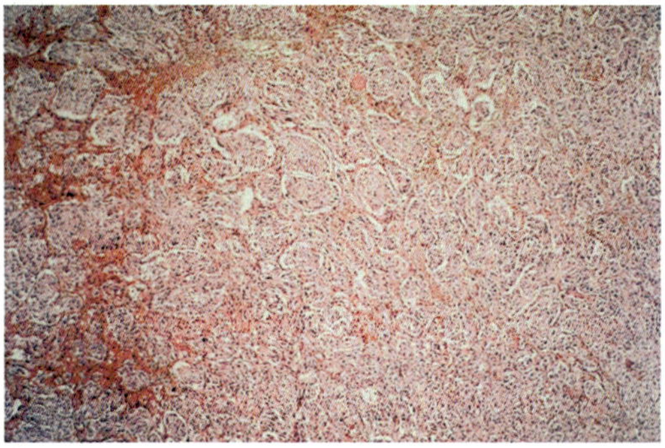

a

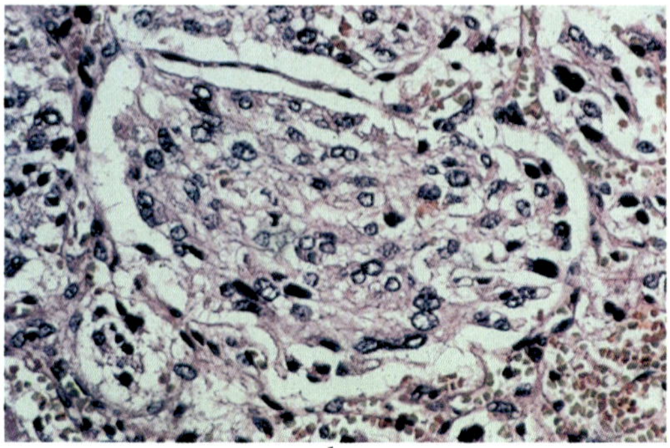

b

Abb. 8.4a+b: Histologisches Präparat nach Nebennierenexstirpation (Phäochromozytom mit den typischen "Zellballen" ohne Atypien).

Symptome

- Paroxysmale Hypertonie oder hypertensive Notfälle mit persistierender Hypertonie
- Episoden mit Kopfschmerzen, Schwitzen, Palpitationen, Blässe, Angst
- Positive Familienanamnese für Phäochromozytome
- Hautstigmata für eine Neurofibromatose (café-au-lait-Flecken, Neurofibrome)

Diagnostik

- Messung der freien Plasma-Metanephrine im Serum
- Messung der fraktionierten Urinmetanephrine im 24-h-Sammelurin (Metanephrin, Normetanephrin, Adrenalin, Noradrenalin, Dopamin)
- Bei klaren biochemischen Hinweisen Bildgebung zur Lokalisation. Hier wird das CT als 1. Wahl empfohlen aufgrund der guten räumlichen Auflösung in Thorax, Abdomen und Becken. Das MRI wird empfohlen zur Lokalisation bei metastasierendem Leiden des Nackens und der Schädelbasis sowie bei Kontrastmittelallergie
- MIBG-Szintigramm (123-I-Metaiodobenzylguanidin), geeignet zum Nachweis extraadrenaler Raumforderungen und Metastasen
- Das 18-F-Fluorodeoxyglucose (18-FFDG)-PET wird bei Patienten mit bekanntem metastasierenden Phäochromozytom der MIBG-Szintigraphie vorgezogen

- Patienten sollten an Zentren mit Erfahrung in der Behandlung der Erkrankung zugewiesen werden. Eine Beratung zur genetischen Testung sollte diskutiert werden

Therapie

- Adrenalektomie nach Alphablockade (z.B. mit Phenoxybenzamin, alternativ Doxazosin)
- Bei Inoperabilität medikamentöse Dauertherapie mit einem Alphablocker

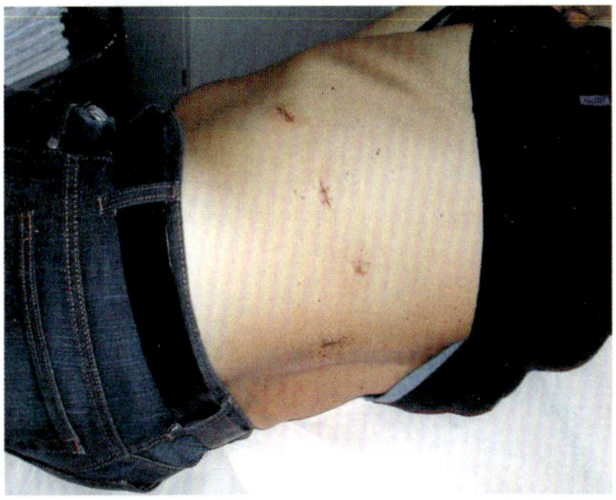

Abb. 8.5: Wundverhältnisse nach minimalinvasiver retroperitoneoskopischer Adrenalektomie links.

8.4. Bösartige Tumore der Nebenniere

Bei der Evaluation von Nebennierenbefunden ist das Erkennen von malignen Tumoren wichtig. Nebennierenkarzinome sind ausgesprochen seltene Tumoren mit einer Inzidenz von zirka 0,06-0,2/ 100.000 Einwohnern. Sie treten in allen Lebensdekaden auf mit einer geringen Häufung im Alter zwischen 50-70 Jahren. Mit Zunahme der Grösse der Nebenniere nimmt die Wahrscheinlichkeit eines malignen Tumors zu. In retrospektiven Untersuchungen von Adrenalektomien fand man bei einer Grösse von <4 cm in 2 % der Fälle Malignome, darüber steigt die Wahrscheinlichkeit einer Malignität deutlich an.

Bei einem Malignom wird unterschieden, ob es hormonell aktiv (adrenales Cushing-/Conn-Syndrom, Phäochromozytom, Androgene oder multiple Steroide produzierende Karzinome) oder hormonell inaktiv ist.

Symptome

Hormoninaktive Tumore sind häufig klinisch lange Zeit stumm und werden erst bei großen Raumforderungen und/oder allgemeinen Tumorsymptomen symptomatisch. Hormonaktive Tumoren hingegen fallen häufig früher durch die hormonelle Wirkung der sezernierten Hormone – Androgene und/oder Cortison – auf.

Diagnostik

- Anamnese und klinische Untersuchung
- CT Abdomen (vgl. Abschnitt Inzidentalom) oder MRI
- Laborchemische Evaluation wie bei Inzidentalomen

Therapie

- Bei suspekten Läsionen mit oder ohne Hormonexzess ohne lokale Invasion und Grösse ≤6 cm kann eine laparoskopische Adrenalektomie erfolgen
- Bei suspekten Läsionen mit lokaler Invasion offene Adrenalektomie
- Bei suspekten Läsionen ohne lokale Invasion, aber Grösse >6 cm individualisierter Ansatz
- Eine Feinnadelpunktion wird explizit nicht empfohlen

8.5. Nebennierenrindeninsuffizienz

Die akute Addisonkrise ist eine lebensbedrohliche Komplikation einer primären oder sekundären Nebenniereninsuffizienz mit erhöhter Morbidität und Mortalität. Die häufigste Ursache einer akuten Krise sind physiologische Stressoren (Infektionen, Verletzungen) bei gleichzeitig vorliegender eingeschränkter Mineralocorticoid-Produktion resp. unzureichender Substitution. Ursachen für eine Nebenniereninsuffizienz können primär bei der Nebenniere liegen (primäre Nebenniereninsuffizien = Addison-Syndrom) oder sekundär auftreten (z.B. nach langandauernder Cortisontherapie oder zentral). In rund 70% der primären Nebenniereninsuffizienz ist die Ursache die autoimmune Destruktion des Nebennierengewebes. Andere Ursachen können Infektionskrankheiten, Blutungen oder Metastasen sein. Zu einer nicht adrenalen (sekundären) Nebenniereninsuffizienz kommt es durch eine verminderte ACTH-Sekretion aus dem Hypophysenvorderlappen bei Hypophysen- oder Hypothalamusinsuffizienz sowie nach abruptem Absetzen einer Langzeitbehandlung mit Steroiden.

Symptome der Nebenniereninsuffizienz

- Asthenie, Hyperpigmentierung der Schleimhäute, Gewichtsverlust, Hypotonie
- Übelkeit, Erbrechen, Exsikkose, Vitiligo, Bauchschmerzen

Symptome der Addison-Krise

- Hypotonie
- Nausea, Erbrechen, Abdominalschmerzen
- Fieber, Delir
- Hyponatriämie, Hyperkaliämie, Hypoglykämie, Hypercalcämie

Therapie der Addison-Krise

- Es handelt sich um einen medizinischen Notfall
- i.v. Hydrocortison-Infusion (100 mg i.v. als Bolus, gefolgt von 200 mg/24 h kontinuierlich oder 50 mg i.v. Bolus 6-stündlich)
- i.v. Flüssigkeit (1.000 ml NaCl innerhalb der ersten Stunde)
- Behandlung der auslösenden Ursache
- Substitution von Mineralocorticoiden und Hydrocortison im Verlauf

8.6. Erkrankungen der Hoden und Gonadenachse

8.6.1. Hypogonadismus

Der Hypogonadismus ist definiert als ein durch Androgenmangel verursachtes klinisches Syndrom, welches verschiedene Organfunktionen und die Lebensqualität negativ beeinflussen kann. Unterschieden wird zwischen

- dem primären Hypogonadismus, einer Störung auf Ebene der Keimdrüsen und
- dem sekundären Hypogonadismus mit einer Störung auf Ebene des Hypothalamus und/oder der Hypophyse

Während beim primären Hypogonadismus zur Kompensation erhöhte Gonadotropinwerte nachweisbar sind, sind beim sekundären Hypogonadismus die fehlende oder zu geringe Ausschüttung dieser Hormone Ursache für den Hypogonadismus. Insofern werden primärer bzw. sekundärer Hypogonadismus auch als hypergonadotroper bzw. hypogonadotroper Hypogonadismus bezeichnet. Eine Sonderform nimmt der Altershypogonadismus ein, bei dem sowohl eine verminderte Stimulation als auch eine verminderte Hormonproduktion der Gonaden als ursächlich für den Hypogonadismus gelten. Je nachdem in welchem Alter der Hormonmangel bei den Patienten manifest wird, fallen die Symptome unterschiedlich aus.

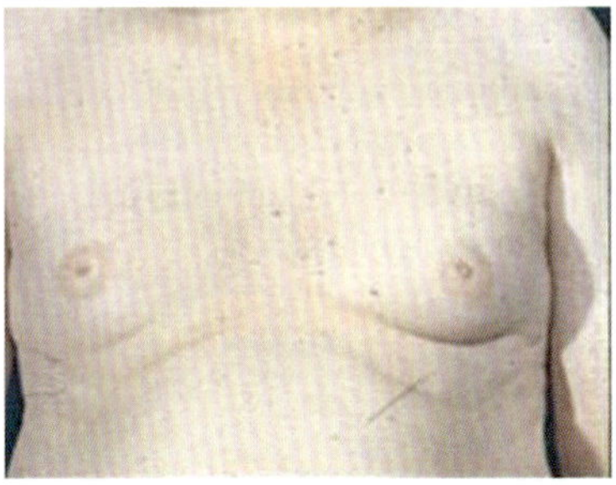

Abb. 8.6: Gynäkomastie.

Symptome

- Kindesalter
  - Kryptorchismus
  - Ausbleiben der Pubertät
- Jugendliche
  - Pubertätsstillstand
  - Geringe Entwicklung der primären und sekundären Geschlechtsmerkmale
  - Gynäkomastie
  - Fehlendes sexuelles Interesse
- Männer
  - Sexuelle Funktionsstörungen (Libidoverlust, sexuelle Inappetenz, verminderte Morgenerektionen und erektile Dysfunktion)
  - Physischer und kognitiver Leistungsverlust
  - Müdigkeit
  - Gewichtszunahme, Bauchumfangsvermehrung
  - In ausgeprägten Fällen: Depressionen und dermatologische Veränderungen
  - Infertilität

Häufigste Ursachen

▶ Primärer Hypogonadismus (Hypergonadotroper Hypogonadismus)

- Klinefelter-Syndrom (XXY)
- Hodentumore
- Kryptorchismus mit Hodenatrophie
- Zustand nach Hodenverlust (ein- oder beidseitig) durch Trauma, Tumor, Torsion oder Entzündung
- Zustand nach Radio- und/oder Chemotherapie

- Angeborene Fehlanlagen: Agenesie oder Dysgenesie der Hoden

Sekundärer Hypogonadismus (Hypogonadotroper Hypogonadismus)

- Hypothalamische Fehlanlage mit reduzierter GnRH-Produktion
- Veränderungen des Hypothalamus/des Hypophysenvorderlappens durch Tumoren, Trauma oder Entzündung
- Mangelernährung
- Kallmann-Syndrom
- Anabolikagebrauch (anabole androgene Steroide)

Altershypogonadismus

- Alter
- Metabolisches Syndrom
- Bewegungsmangel

Diagnostik

Klinik

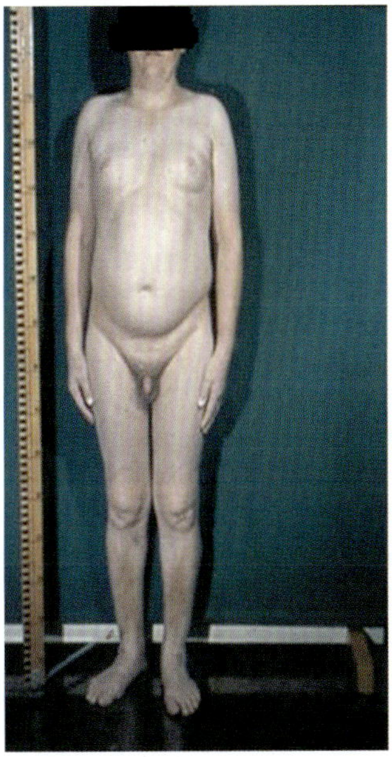

Abb. 8.7: Patient mit klinischem Hypogonadismus: Gynäkomastie, reduzierte sekundäre Geschlechtsmerkmale und Hochwuchs.

Anamnese und Untersuchung: erektile Dysfunktion, verminderte Muskelmasse und Kraft, vermehrtes Körperfett, Abnahme der Knochendichte/Osteoporose, verminderte Vitalität. Fragebögen werden für die Diagnose des Hypogonadismus aufgrund einer schlechten Spezifität nicht empfohlen.

Labordiagnostik

Chronische Erkrankungen wie Diabetes, chronische Lungenerkrankungen, akute Entzündungserkrankungen und Hämochromatose können zu tiefen Testosteronspiegeln führen. Die initiale laborchemische Evaluation sollte daher neben dem morgendlichen totalen Testosteron, SHBG (Sexualhormon-bindendes Globulin) und Albumin eine internistische Standortbestimmung sowie die Behandlung chronischer Erkrankungen beinhalten.

Die Präanalytik ist bei der Hormonbestimmung wichtig, wobei auf folgende Punkte geachtet werden sollte:

- Die Bestimmung des Gesamttestosterons zwischen 08:00 h und 10:00 h ist die am häufigsten verwendete Methode
- Bei erniedrigten Werten sollte mindestens eine Wiederholung des Testosterons erfolgen
- Zusätzlich kann die LH Bestimmung einen Hinweis auf einen primären oder sekundären Hypogonadismus geben. Bei einem Serumtestosteron von <5,2 nmol/l oder Verdacht auf einen sekundären/hypogonadotropen Hypogonadismus sollte zudem das Prolaktin bestimmt werden
- Die Bestimmung des freien Testosteron zwischen 8:00 h und 10:00 Uhr kann erwogen werden, wenn das totale Testosteron nicht diagnostisch ist (z.B. bei Adipositas, Leberzirrhose, Diabetes Mellitus, Hyper-/Hypothyreose, etc

Da die biochemische Bestimmung des biologisch relevanten freien Testosterons schwierig ist, wird als Kompromiss die Bestimmung des kalkulierten freien Testosterons empfohlen (Technik nach Vermeulen)

- Die Formel ist unter www.issam.ch/freetesto.htm frei verfügbar
- Die Bestimmung weiterer Hormone (z.B. Estradiol, Cortisol, TSH, DHEA, Melatonin, GH, oder IGF-1) sind, ausser bei entsprechendem klinischen Verdacht, nicht empfohlen
- Richtwerte (☞ Tab. 8.1)

Hormon	Richtwerte
Gesamttestosteron	• 12-35 nmol/l (Graubereich: 8-12 nmol/l) • 350-1.009 ng/dl • 3,5-10,1 ng/ml
Bioverfügbares (freies Testosteron)	255-396 pmol/l
SHBG (Sexualhormon-bindendes Hormon)	9-55 nmol/l

Tab. 8.1: Richtwerte der wichtigsten Hormone. Normwerte sind je nach Labor oft unterschiedlich. Normwerte sollten in nmol/ml angegeben werden.

▶ Bildgebung

Insbesondere beim primären/hypergonadotropen Hypogonadismus ist die Sonographie der Hoden und Nebenhoden zum Ausschluss eines malignen Geschehens unerlässlich. Weitere Parameter, welche bei jedem Mann durchgeführt werden sollten, sind die (sonographische) Beurteilung von Grösse und Lage der Testes sowie einer allfällig bestehenden Mikrolithiasis.

Bildgebung der Hypophyse zum Ausschluss eines Prolaktinoms nur bei Klink oder deutlich erhöhten Prolaktinwerten: MRT, CT.

Hormonersatztherapie

Bei der Wahl der Hormonersatztherapie ist wesentlich, ob ein Kinderwunsch besteht oder ob die Familienplanung abgeschlossen ist.

▶ Ersatz von Gonadotropinen bei sekundärem/hypogonadotropem Hypogonadismus und Kinderwunsch

- Substitution mit Gonadotropinen (HCG: *human chorionic gonadotropin* und HMG: *human menopausal gonadotropin*)
- Substitution mit Gonadotropin-Releasing-Hormon (GnRH)

Diese Therapie ist zur Induktion der Spermiogenese gedacht und als Dauertherapie sehr aufwendig und teuer.

▶ Testosteronersatztherapie beim primären/hypergonadotropen Hypogonadismus, beim sekundären/hypogonadotropen Hypogonadismus und abgeschlossener Familienplanung sowie beim Altershypogonadismus

- Bei abgeschlossener Familienplanung ist beim sekundären/hypogonadotropen Hypogonadismus eine Testosteronsubstitutionstherapie als Dauertherapie empfohlen. Ziel ist eine Normalisierung (eugonadal) des Testosteron-Spiegels
- Patienten mit Symptomen eines Hypogonadismus und einem Gesamttestosteronspiegel von unter 8 nmol/l können von einer Substitution profitieren. Liegt das Gesamttestosteron im Graubereich zwischen 8 und 12 nmol/l und das freie Testosteron <225 pmol/l und sind die Patienten symptomatisch, können diese Patienten ebenfalls von einer Behandlung profitieren
- Vor Beginn einer Hormonsubstitutionstherapie sollte eine spezifische Untersuchung stattfinden mit klinischer Evaluation: Rektale Prostatapalpation, PSA-Bestimmung. Bei BPS-Symptomen weitere Abklärung, Blutbild und Leberwerte. Es sollte eine Behandlung von kardiovaskulären Risikofaktoren erfolgen

▶ Kontraindikationen gegen eine Testosteronersatztherapie

Eine Testosteronersatztherapie ist kontraindiziert in folgenden Situationen:

- Begründeter Verdacht oder gesichertes Prostatakarzinom. Nach erfolgreicher Therapie eines lokalisierten Prostatakarzinoms kann eine Testosteronersatztherapie nach Rücksprache mit dem behandelnden Urologen in Erwägung gezogen werden
- Karzinom der männlichen Brustdrüse
- Unbehandeltes, schweres Schlafapnoe-Syndrom
- Infertilität des Mannes (und bestehender Kinderwunsch)
- Hämatokrit >54 %, Thrombophilie
- Schwere Symptome des unteren Harntrakts bei BPH
- Unkontrollierte Herzinsuffizienz, Myokardinfarkt oder Hirnschlag in den letzten 6 Monaten

▶ Wahl der Testosteronersatztherapie

Es sind verschiedene Präparate erhältlich, die sich in der Verabreichungsart und Pharmakokinetik unterscheiden; die Wahl sollte eine gemeinsame

Entscheidung von Patient und Arzt sein. Keine Form der Testosteronsubstitution kann den physiologischen Tagesspiegel und die zirkadiane Rhythmik des Testosteronspiegels simulieren. Nachfolgend sollen die in der Schweiz verfügbaren Applikationsformen des Testosterons für eine Hormontherapie kurz vorgestellt werden.

- **Transkutane Testosterontherapie**
  - *Testosteronpflaster*: Transdermale Testosteronpflaster müssen alle 24 h auf die trockene Haut aufgeklebt werden. Nachteilig wirken sich Hautirritationen aus, die bei einem grossen Teil an Patienten auftreten können. Zudem muss auf ein korrektes Anhaften des Pflasters geachtet werden, damit die richtige Menge an Testosteron appliziert wird. Aufgrund dieser Nachteile ist diese Form der Testosteronsubstitution durch die Applikation von Gel weitestgehend verdrängt worden
  - *Testosterongel* (z.B. Testogel®, Tostran®): Wird einmal täglich auf die saubere, trockene Bauchhaut oder die Oberschenkel/Oberarme aufgetragen. Schnelles Trocknen vermindert das Risiko der Übertragung auf andere. Appliziert werden üblicherweise 5 g Gel mit 50 mg Testosteron. Je nach Bedarf kann diese Menge angepasst werden. Die Tagesdosis soll 100 mg Gel nicht überschreiten. Als Vorteile gelten die gute Bioverfügbarkeit und leichte Handhabbarkeit dieser Applikationsform
- **Intramuskuläre Testosterontherapie**: Als i.m.-Applikation wurden bisher verschiedene intramuskuläre Testostertonformulierungen benützt. Aufgrund der Pharmakokinetik und der daraus resultierenden Kinetik haben sich derzeit aber hauptsächlich das Testosteronenanthat (Testoviron® Depot) und das Testosteronundecanoat (Nebido®) zur i.m. Testosteronsubstitution etabliert
  - Testosteronenanthat wird in der Standarddosierung mit 250 mg alle 2-3 Wochen appliziert. Als problematisch gelten die unmittelbar nach Injektion auftretenden supraphysiologischen Peaks und die zum Ende der Therapie häufig auftretenden subphysiologischen Testosteronspiegel
  - Testosteronundecanoat wird in der Standarddosierung von 1.000 mg intramuskulär appliziert und nach einer einmaligen Aufsättigungsinjektion 6 Wochen später dann individuell dem Patienten angepasst (8-12 Wochen). Als vorteilhaft wirken sich seine hohe Lipophilie (ölige Suspension) und seine erheblich längeren Halbwerts aus. Hierdurch können über einen langen Zeitraum (ca. 12 Wochen) gleich hohe physiologische Testosteronspiegel erreicht werden
- **Perorale/Bukkale Testosterontherapie**: Zur oralen Applikation stehen Testosteronkapseln mit dem Wirkstoff Testosteronundecanoat, (Andriol® Testocaps) zur Verfügung. Üblicherweise werden zur Testosteronsubstitution 120-160 mg/d Testosteronundecanoat verteilt auf 2 Tagesdosen verordnet für 2-3 Wochen verabreicht. Danach wird auf eine Erhaltungsdosis von 40-120 mg (1-3 Kapseln) gewechselt.
  Als Nachteil gilt der hohe Verlust der Bioverfügbarkeit durch den *First Pass*-Effekt der Leber. Um diesen Effekt zu verringern, wird beim Testosteronundecanoat das Testosteron verestert. Es entstehen Chylomikronen, die unter Umgehung der Leber über den Ductus thoracicus in den Blutkreislauf gelangen. Trotz des positiven Effektes unterliegt die Bioverfügbarkeit je nach Nahrungsaufnahme hohen Schwankungen.
  Beide Formen der Testosteronsubstitution erfordern auf Grund ihrer regelmäßigen Einnahme ein hohes Maß an Compliance

Kontrolle unter Testosteronersatztherapie

Der Behandlungserfolg sollte nach 3, 6 und 12 Monaten evaluiert werden (☞ Tab. 8.2).

• *Erstes Behandlungsjahr*: nach 3 bis 6 und nach 12 Monaten • *Weitere Behandlungsjahre*: jährlich (bei Risikopatienten häufiger)

• Körperliche Untersuchung
• Labor:
  - Blutbild
  - PSA
  - Testosteron
• Digitale rektale Untersuchung der Prostata

Tab. 8.2: Kontrolluntersuchungen während einer Testosteronsubstitutionstherapie.

8.6.2. Endokrin aktive Hodentumore

Hodenkarzinome sind Keimzelltumoren und selten (ca. 1:10.000). Sie können Steroidhoromone wie Testosteron, aber auch humanes Choriongonadotropin (β-HCG) produzieren und werden in Seminome und Nichtseminome unterteilt. Risikofaktor ist der Maldescensus testis.

Diagnose

- Leitsymptom ist die schmerzlose unilaterale Hodenschwellung oder -verhärtung
- Labordiagnostik mit Bestimmung von α-Fetoprotein (AFP), β-HCG und LH
- Hodenultraschall sowie Staging-Untersuchungen mit CT bzw. MRT oder PET-Scan

Therapie

Je nach Typ und Staging: Operation mit Semikastration, Strahlentherapie, Chemotherapie.

Literatur

beim Verfasser

9. Harnwegsinfektionen

Die erstmalige Beschreibung eines "Blasenkatarrhs" (Zystitis), verursacht durch Bakterien, welche durch ärztliche Instrumentierung in die Blase gelangt sind, erfolgte durch Pasteur im Jahr 1860. In den folgenden Jahren wurden verschiedene Bakterienstämme aus dem Urin isoliert, jedoch waren diese als Ursache des Blasenkatarrhs nicht allgemein akzeptiert. Thompson 1883, oder Guyon 1884 vertraten die anderslautende Meinung, die Blasenentzündung entstünde durch eine, in der Blase ablaufende ammoniakalische Harnzersetzung und die gärende Wirkung albuminöser Stoffe. Erst zu Beginn des 20. Jahrhunderts konnten die Bakterien als Ursache der Zystitis bewiesen werden – unter anderem durch Arbeiten von Albarran.

Bereits vor Christus waren den damaligen Ärzten eitrige Infektionen in der Niere bekannt. Aretaios (1. Jh. v.Chr.) beschrieb chronische und akute Nierenentzündungen; Hippokrates (460-370 v.Chr.) erwähnte Nierenabszesse mit Ausbreitung in den Darm; Rayer (1830) unterschied Nierenparenchym- von Nierenbeckeneiterungen. Grundlage für das aktuelle Verständnis der Harnwegsinfektionen sind pathologisch-anatomische Arbeiten von Virchow (1821-1902) und klinische Arbeiten von Klebs, Hallé, Ultzmann sowie Albarran (Ende 19. Jh.).

Vorliegende Übersicht soll zum einen Wissenswertes der Harnwegsinfekte im Allgemeinen aufzeigen, aber auch die in der Grundversorger-Praxis häufigen Krankheitsbilder der akuten Zystitis, akuten Pyelonephritis aber auch der Prostatitis, Epididymitis und Urethritis genauer beleuchten.

9.1. Allgemeine Grundlagen der Harnwegsinfektionen

9.1.1. Einteilung

Die Harnwegsinfekte werden nach ihrer klinischen Präsentation eingeteilt in

- Unkomplizierte Harnwegsinfektionen (akute Zystitis oder Pyelonephritis der nicht-schwangeren, prämenopausalen Frau)
- Komplizierte Harnwegsinfekte mit oder ohne Pyelonephritis (erhöhtes Risiko für komplikationsreichen Verlauf)
- Rezidivierende Harnwegsinfektionen
- Katheter-assoziierte Harnwegsinfektionen
- Urosepsis
- Urethritis
- Spezialformen: Prostatitis, Epididymitis und Orchitis

9.1.2. Definitionen

Asymptomatische Bakteriurie

Die asymptomatische Bakteriurie ist definiert als kultureller Nachweis von Bakterien im Urin ohne Anwesenheit von Symptomen eines Harnwegsinfektes. In der Regel bedarf eine asymptomatische Bakteriurie keiner Therapie, ausser in Ausnahmefällen wie z.B. Schwangerschaft oder vor transurethralen Eingriffen.

Akute Zystitis

Die akute Zystitis ist eine bakterielle Infektion der Harnblase – meist mit coliformen Bakterien – welche mit Dysurie, Algurie, suprapubischen Schmerzen und Hämaturie einhergehen kann, jedoch i.d.R. nicht mit Fieber.

Akute Pyelonephritis

Die akute Pyelonephritis stellt eine bakterielle Infektion des Nierenbeckens und -parenchyms dar, einhergehend mit Fieber, Schüttelfrost und Flankenschmerzen.

Rezidivierende Harnwegsinfekte

Rezidivierende Harnwegsinfekte sind unkomplizierte oder komplizierte Zystitiden oder Pyelonephritiden, welche mindestens 3 Mal jährlich oder 2 Mal in den letzten 6 Monaten aufgetreten sind.

Chronische Pyelonephritis

Unter einer chronischen Pyelonephritis versteht man in erster Linie eine radiologische Diagnose mit typischen renalen Narben und Kelchdeformitäten. Bakteriurie und Infektzeichen sind nicht obligat.

Akute Urethritis

Die akute Urethritis ist eine bakterielle Infektion der männlichen Harnröhre mit Dysurie und urethraler Sekretion, meist ohne Zeichen der Harnblaseninfektion.

Akute Prostatitis

Bakterielle Entzündung der Prostata, meist einhergehend mit hohem Fieber, schmerzhafter Prostataschwellung und Miktionsbeschwerden.

Chronische Prostatitis

Chronische Prostatitis stellt einen Sammelbegriff für verschiedene Krankheitsbilder dar, wie chronische bakterielle Prostatitis, chronische nichtbakterielle Prostatitis, chronisches entzündliches und nicht entzündliches Beckenschmerzsyndrom sowie asymptomatische entzündliche Prostatitis.

Akute Epididymitis

Die akute Epididymitis ist eine bakterielle Entzündung der Nebenhoden mit Schwellung, Schmerzen und Fieber. Meist handelt es sich um eine hämatogene oder aszendierende Infektion.

Komplizierte Harnwegsinfektion

Eine Harnwegsinfektion (mit oder ohne Pyelonephritis) in Anwesenheit von anatomischen Fehlbildungen, Fremdmaterialien (Dauerkatether, DJ-Katheter etc.), Nieren- oder Harnleitersteinen oder nach diagnostischen und therapeutischen Eingriffen.

Urosepsis

Die Urosepsis ist eine lebensbedrohliche systemische Reaktion auf eine bakterielle urogenitale Infektion mit Gefahr eines Schocks und ist auch heute noch mit einer hohen Mortalität verbunden.

9.1.3. Epidemiologie

Prävalenz von Harnwegsinfektionen

Die Prävalenz von Harnwegsinfektionen variiert in Abhängigkeit von Alter und Geschlecht (☞ Tab. 9.1).

20-30 % der erwachsenen Frauen erleiden ein- oder mehrmals pro Jahr eine Episode dysurischer Beschwerden, davon entspricht die Hälfte einer akuten Zystitis. Die Prävalenz der asymptomatischen Bakteriurie bei sexuell aktiven Frauen beträgt 5 %, davon entwickeln 8 % einen symptomatischen Harnwegsinfekt. Harnwegsinfektionen bei Männern sind selten und sollten immer Anlass zu einer urologischen Abklärung sein. Von den nosokomialen Infektionen sind 20-40 % durch Harnwegsinfekte verursacht.

9.1.4. Ätiologie und Pathogenese

Mechanismen der Keimbesiedelung

Unterschieden werden aszendierende, hämatogene und lymphogene Infektionen sowie Invasion von Erregern ausgehend von Nachbarorganen. Die häufigste Ursache stellt die Keimaszension dar. Da die weibliche Urethra kurz ist und Darmbakterien dazu tendieren, das Perineum und die Vulva zu besiedeln, neigen Frauen deutlich häufiger als Männer zu Harnwegsinfekten.

- Hämatogene Infektion: selten, v.a. bei Tuberkulose, renalen Abszessen, perinephritischen Abszessen und gelegentlich auch bei Epididymitis
- Lymphogene Infektion: selten, ist möglich über lymphogene Ausbreitung von rektalen Bakterien zur Prostata, Blase und inneren weiblichen Geschlechtsorganen
- Direktes Übergreifen einer Infektion: erfolgt bei intraperitonealen Abszessen oder bei fistulierenden Erkrankungen (M. Crohn, Sigmadivertikulitis, Karzinome)

Erregerspektrum der Harnwegsinfekte

Betreffend dem Keimspektrum müssen zwei Infektionsarten unterschieden werden: einerseits Harnwegsinfekte, die zu Hause beginnen *(community-aquired urinary tract infection,* CAUTI) und anderseits welche, die in einem Spital beginnen *(nosocomial-aquired urinary tract infection,* NAUTI). In erster Linie werden jedoch sowohl die unkomplizierten als auch die nosokomialen Harnwegsinfekte durch gramnegative Keime verursacht, v.a. *Escherichia coli* (☞ Tab. 9.2).

Alter	Säuglinge	Kleinkinder	Kinder	Erwachsene	Alte Menschen
Verhältnis m:w	1,5:1	1:10	1:30	1:50	1:1,2-10
Prävalenz	1 %	2-3 %	1-2 %	2,5 %	20-30 %

Tab. 9.1: Prävalenz von Harnwegsinfektionen.

CAUTI	NAUTI
• *E. coli* 76,7 %	• *E. coli* 35 %
• *Enterococci* 4,1 %	• *Pseudomonas* 12,5 %
• *S. saprophyticus* 3,6 %	• *Klebsiella* 9,5 %
• *K. pneumoniae* 3,5 %	• *Enterococci* 8 %
• *P. mirabilis* 3,5 %	• *Proteus* 6,5 %
• *Enterobacter* 1,1 %	• *Staphyloccoci* 4,2 %
• *Citrobacter* 1 %	• *Enterobacter* 3,8 %
• Andere gramnegative 1,2 %	• *Candida* 3,5 %
• Andere grampositive 5,1 %	• Andere 11 %

Tab. 9.2: Erregerspektrum von Harnwegsinfektionen.

Risikofaktoren für einen Harnwegsinfekt

Es werden geschlechtsunabhängige von geschlechtsspezifischen Risikofaktoren unterschieden (☞ Tab. 9.3).

9.1.5. Diagnose

Urinsediment

> Der "Stäbchentest" (Combur) und das Urinsediment stellen die Basis der Harnwegsinfektionsdiagnostik dar.

Zeichen eines Harnwegsinfektes sind Leukozyturie, Nitrit, Hämaturie und Bakterien im Urin. Die diagnostische Aussagekraft des Urinsediments wird limitiert bei Dauerkatheterträgern (Blasen- und Ureterkatheter) oder Patienten, welche den regelmässigen Selbstkatheterismus betreiben.

Die Methode der Wahl zur Uringewinnung stellt bei Männern der Mittelstrahlurin nach Reinigung des Genitales dar, bei Frauen der Einmalkatheterismus, ansonsten ist die Aussagekraft der Untersuchung stark eingeschränkt.

Urinkultur

Die Urinkultur stellt den Goldstandard der Harnwegsinfektions-Diagnostik dar. In Zeiten immer weiter verbreiteter Antibiotikaresistenzen ist das Anfertigen einer Urinkultur bei Symptomen, welche einen Harnwegsinfekt vermuten lassen, sinnvoll und auch kosteneffektiv. Es kann bei einer anbehandelten Zystitis und Vorliegen von Resistenzen ohne Zeitverlust eine Therapieumstellung erfolgen, was insbesondere bei aszendierenden Harnwegsinfekten von vitaler Bedeutung sein kann.

Bei einer sterilen Harnblasenpunktion gilt jeder Keimnachweis als Harnwegsinfekt. Zur Differenzierung eines HWI von einer Kontamination wird die Keimzahl herangezogen. 10^5 Keime/ml in einem sauber gewonnenen Mittelstrahlurin zeigen einen HWI an. Eine Kontamination des Mittelstrahlurins führt in rund 30 % der Fälle bei Frauen zu falsch positiven Befunden, aus diesem Grund ist stets eine Bestätigung mittels Katheter-Urin zu fordern. Vorteilhafter wäre die primäre Harngewinnung mittels Einmalkatheter. Bei Katheterträgern gilt eine Keimzahl von 10^4 oder eine Leukozyturie von >100/µl als signifikanter Infekt.

Urologische Diagnostik bei rezidivierenden Harnwegsinfektionen

Einer weiterführenden Diagnostik bedarf es bei rezidivierenden Harnwegsinfektionen oder Vorliegen von komplizierten Harnwegsinfektionen. Sie erfolgt durch einen Urologen.

Die weiteren Abklärungen umfassen je nach initialer urologischer Untersuchung

- Uroflowmetrie

Geschlechtsunabhängige Risikofaktoren	Weibliche Risikofaktoren	Männliche Risikofaktoren
• Restharnbildung	• Kurze Urethra	• Chronische Prostatitis
• Einliegende Katheter	• Gesteigerte sexuelle Aktivität	• Fehlende Zirkumzision
• Ureterperistaltikstörungen	• Verwendung von Diaphragma	• Hohes Alter
• Geringer renaler Blutfluss	• Verwendung v. Spermiziden	• Stuhlinkontinenz
• Fremdkörper, Harnsteine	• Schwangerschaft	
• Anatomische Fehlbildungen	• p-Antigen-Nonsecretors	
• Vesikoureteraler Reflux	• Östrogendefizit	
• Verminderte Abwehrlage	• Stuhlinkontinenz	
• Diabetes mellitus		

Tab. 9.3: Risikofaktoren für einen HWI.

- Sonographie der Blase und Nieren
- Miktionszystourethrographie (MCUG)
- CT-Urographie (evtl. IVU)
- MRT des Beckens
- Zystoskopie
- Urodynamik

9.1.6. Prävention

Ernährungsfaktoren

Die Erhöhung der Trinkmenge und damit der Diurese wirkt sich günstig aus. Weiterhin reduziert der regelmässige Genuss von Cranberrysaft oder Konzentrat (zweimal täglich) die Häufigkeit von Harnwegsinfekten signifikant (RR 0,6). Als Mechanismus wird die Interaktion mit der Adhärenz der Bakterien am Urothel diskutiert.

Harnwegsinfektionen und Sexualität

Rezidivierende Harnwegsinfektionen können mit einer Miktion nach dem Geschlechtsverkehr (GV), der Vermeidung von Analverkehr und dem Verzicht auf Diaphragma oder Spermizid reduziert werden. Bei häufigem HWI nach GV ist die Einmalgabe von Antibiotika nach GV eine Therapieoption: z.B. Ciprofloxacin 500 mg oder Cotrimoxazol 800 mg/160 mg. Auf eine übertriebene Genitalhygiene mit Verwendung von Seife ist zu verzichten, um die natürliche Standortflora nicht zu kompromittieren.

Pharmakologische Ansätze zur Prophylaxe

Lokale Östrogenisierung

Bei menopausalen oder prämenopausalen Frauen kann mit lokaler Östrogenisierung (z.B. Orthogynest®) die Häufigkeit von Harnwegsinfektionen gesenkt werden, ohne gynäkologische Nebenwirkungen zu riskieren. Eine lokale Östrogenisierung ist selbst bei Mammakarzinom nicht kontraindiziert.

D-Mannose

Die Einnahme von 2 g D-Mannose täglich zeigte sich in Studien als Infektprophylaxe gleich effektiv wie eine Dauereinnahme von 50 mg Nitrofurantoin täglich. Hier empfiehlt sich beispielsweise Femmanose ®, 1 Sachet täglich.

Verringerung der pathogenen Flora in der Vagina

Durch eine ein- bis zweimal wöchentliche Applikation von Laktobazillen (z.B. Gynoflor®) kann die Rate an symptomatischen Harnwegsinfektionen signifikant gesenkt werden.

Phytotherapeutika

Einige pflanzliche Harnwegsdesinfizienzen wie Bärentraubenblätter, Kapuzinerkressekraut, Meerrettichwurzel und weisses Sandelholz sind zur Unterstützung bei Harnwegsinfekten zugelassen.

Impfungen gegen Harnwegsinfektionen

Eine orale Impfung mit inaktivierten aber immunogenen *E.-coli*-Stämmen zeigt eine protektive Wirkung (z.B. Uro-Vaxom®; Dosierung 1 Kapsel pro Tag über 3 Monate).

Endovesikale Instillationstherapie

Die Instillation von Hyaluronsäure und Chondroitin-Sulfat in die Harnblase unterstützt die Rehabilitation der GAG (Glycosaminglycan)-Layer und kann rezidivierenden Harnwegsinfekten vorbeugen. Ein hierfür erhältliches Präparat ist Ialuril® Prefill. Es empfiehlt sich 1 Instillation pro Woche im 1. Monat, 1 Instillation alle 2 Wochen im 2. Monat und in den folgenden Monaten 1 Instillation monatlich bis zur Beschwerdefreiheit.

Antibiotikaprophylaxe

Folgende Antibiotika eignen sich zur Antibiotikaprophylaxe bis zu einem Jahr, die Einnahme erfolgt einmal täglich abends: Nitrofurantoin 50-100 mg, Fosfomycin 3 g alle 10 Tage und in der Schwangerschaft Cefaclor 250 mg täglich.

Infektprophylaxe bei Dauerkatheter-Trägern

Asepsis

Eine sorgfältige aseptische Technik bei Katheterisierungen ist kurzzeitig effektiv in der Vermeidung von Harnwegsinfektionen. Trotz aller Sorgfalt ist die Harnblase wenige Tage nach einer Dauerkatheterisierung zu einem hohen Anteil bakteriell besiedelt. Standard ist die Verwendung von geschlossenen Drainagebeuteln, stets freier Urinfluss, Positionierung des Beutels immer unter Harnblasenniveau und aseptisches Arbeiten bei Manipulationen am geschlossenen System.

Suprapubischer Dauerkatheter

Transurethrale Dauerkatheter (DK) haben bei perioperativem Einsatz eine etwas höhere Rate an Harnwegsinfekten als suprapubische Dauerkatheter. Bei längerer Liegedauer sind jedoch keine Unterschiede nachweisbar. Entscheidende Vorteile des suprapubischen DK sind die Schonung der männlichen Harnröhre und Vermeidung von Harnröhrenstrikturen.

▶ Einmalkatheterisierung

Mittel der Wahl bei Harnblasenentleerungsstörungen als Alternative zur Dauerkatheterisierung. Ein sterile Technik ist nicht zwingend notwendig.

▶ Katheterwechsel

Eine strikte Angabe zum geeigneten Wechselintervall gibt es nicht. Das Wechselintervall ist abhängig vom Verschmutzungsgrad und beträgt ca. 4-12 Wochen. Bei einem symptomatischen Harnwegsinfekt muss nach Beginn der antibiotischen Therapie der Dauerkatheter gewechselt werden.

9.1.7. Therapie

Kalkulierte Initialtherapie

Eine Antibiotikatherapie erfolgt möglichst nach Antibiogramm. Bei akuten Infektionen wird eine kalkulierte Initialtherapie nach Gewinnung von geeignetem Probenmaterial zur Kultur begonnen. Diese stützt sich auf die lokalen Resistenzlagen der zu erwartenden pathogenen Keime.

Therapiedauer

Die Therapiedauer beträgt bei der unkomplizierten akuten Zystitis bei der Frau 3 Tage. Beim erwachsenen Mann soll die Therapie gemäss den aktuellen EAU-Richtlinien 7 Tage dauern, zudem ist beim adoleszenten Mann, bei Männern mit rezidivierender Zystitis ab der zweiten Episode und bei jeder Pyelonephritis eine weitergehende urologische Abklärung indiziert. Bei Parenchyminfektionen oder komplizierten Harnwegsinfekten beträgt die Therapiedauer generell 10-14 Tage.

9.2. Akute Zystitis

9.2.1. Definition

Akute bakterielle Infektion der Harnblase. Als unkompliziert wird die akute Zystitis bezeichnet, wenn keine anatomischen Abnormitäten vorliegen, keine urologischen Implantate einliegen oder keine urologischen Eingriffe durchgeführt wurden.

9.2.2. Epidemiologie

20-30 % der erwachsenen Frauen haben ein- oder mehrmals pro Jahr eine Episode dysurischer Beschwerden, davon entspricht die Hälfte einer akuten Zystitis. Die asymptomatische Bakteriurie nach Dauerkatheterisierung der Harnblase bleibt häufig asymptomatisch, daher sind nur klinische Infektionen behandlungsbedürftig.

9.2.3. Klinik

Irritative Harnblasensymptome wie Pollakisurie, imperativer Harndrang bis zur Dranginkontinenz, Dysurie, Brennen nach der Miktion und suprapubischer Schmerz sowie Hämaturie zählen zu den klassischen Symptomen der akuten Zystitis.

9.2.4. Diagnose

Pyurie, Bakteriurie, Mikro- oder Makrohämaturie sowie Nitrit führen zur Diagnose. Die Urinkultur ist angesichts zunehmender Antibiotikaresistenz immer empfehlenswert; bei Männern, Vorliegen von Diabetes mellitus, Schwangerschaft oder unklarer Diagnose ist die Urinkultur obligat. Nach klinisch abgeheilter Infektion beweist in Risikosituationen die erneute Urinkultur die suffiziente Therapie. Ansonsten genügt der "Stäbchentest" zur Nachkontrolle. Eine persistierende Dysurie, Algurie oder Mikrohämaturie trotz korrekter Therapie und fehlendem Keimnachweis zwingen zur weitergehenden urologischen Abklärung!

Sonographie von Niere und Harnblase

Zum Ausschluss einer Nierenektasie, von Restharn, einem Harnblasendivertikel oder einem Harnblasenstein dient die Sonographie. Bei Vorliegen der erwähnten Befunde empfiehlt sich eine urologische Abklärung, da es sich um komplizierte Harnwegsinfektionen handelt.

Vaginale Untersuchung

Bei Verdacht auf eine Vaginitis oder Adnexitis kann eine vaginale Untersuchung weiterhelfen. Bei Bestätigung der Verdachtsdiagnose sind Abstriche zur mikrobiologischen Diagnostik indiziert.

Zystoskopie

Bei rezidivierender Zystitis oder zur Differentialdiagnose der Makrohämaturie im infektfreien Intervall. Auch eine persistierende Mikrohämaturie nach abgeheilter Infektion zwingt zur zystoskopischen Abklärung (☞ Abb. 9.1+9.2).

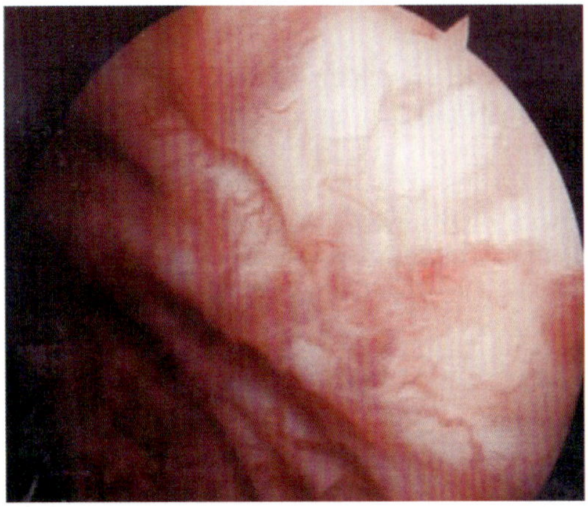

Abb. 9.1: Entzündliche Veränderungen nach Radiotherapie.

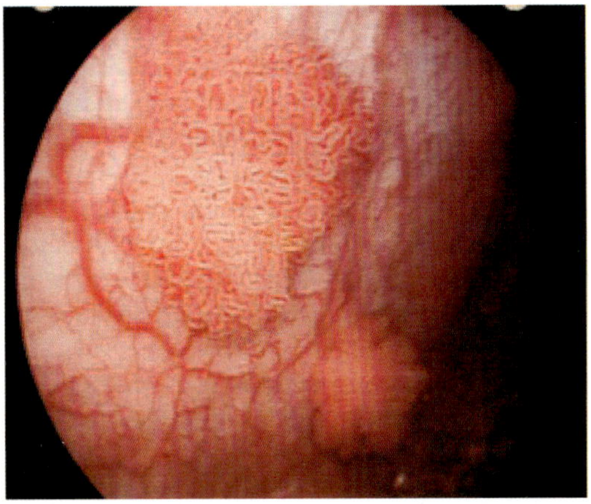

Abb. 9.2: Blasentumor.

Miktions-Cysto-Urethro-Graphie (MCUG)

Bei rezidivierenden Zystitiden und Verdacht eines vesikoureteralen Reflux bringt eine MCUG Klärung.

9.2.5. Differentialdiagnose

- Vulvovaginitis
- Herpes genitalis
- Gonorrhoe
- Andere Harnwegsinfektionen: Akutes urethrales Syndrom, akute Pyelonephritis, akute Prostatitis, akute Urethritis.
- Stattgehabte Bestrahlung ("Strahlenzystitis")
- Urethrale Reizung nach GV oder nach Manipulation
- Fremdkörper in der Harnblase
- Chemotherapie mit Cyclophosphamid
- Interstitielle Zystitis
- Neurogene Harnblasenerkrankungen
- Harnblasenkarzinom
- Psychosomatische Beschwerden

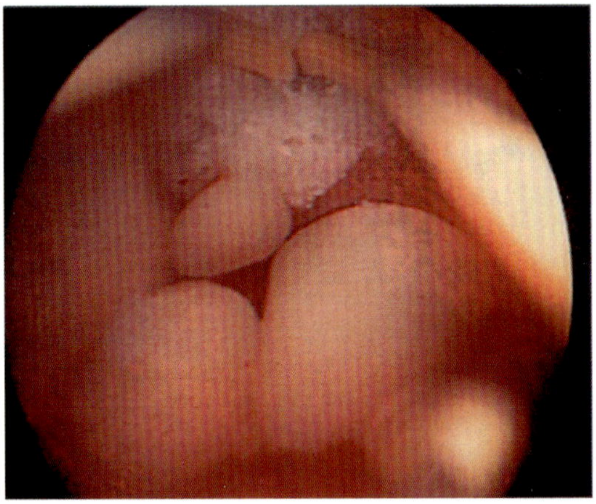

Abb. 9.3: Blasensteine entstehen restharnassoziiert bei infravesikaler Obstruktion oder hypokontraktiler Blasenentleerungsstörungen und chronisch bakteriellen Blaseninfektionen.

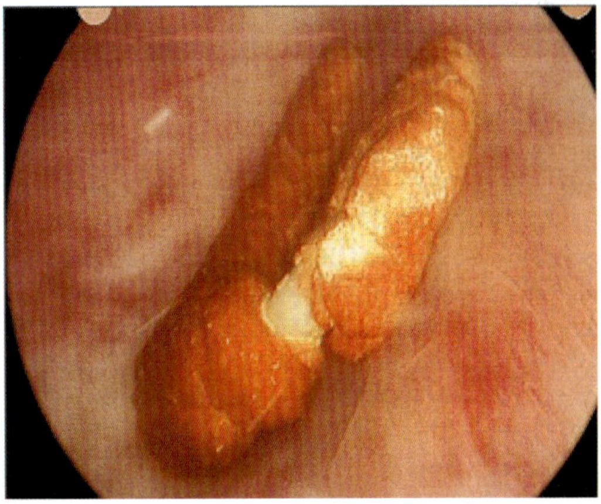

Abb. 9.4: Blasenfremdkörper lösen Drangbeschwerden und auch Blutungen aus.

9.2.6. Therapie

Unkomplizierte Zystitis der Frau

▶ Symptomatische Therapie

Reichliches Trinken, warme Sitzbäder sowie Anticholinergika.

▶ Fosfomycin

Eine einmalige Gabe von Fosfomycin 3 g (z.B. Monuril Granulat 3 g) ist bei der unkomplizierten Zystitis der Frau bei gegebener Verträglichkeit als Erstlinientherapie zu empfehlen, falls eine antibiotische Therapie gewünscht ist.

▶ Nitrofurantoin

Nitrofurantoin 100 mg (z.B. Furadantin® retard) 1-0-1 über 5 Tage ist ebenfalls als Erstlinien-Antibiotikatherapie anwendbar.

▶ Cotrimoxazol

Cotrimoxazol (Trimethoprim 160 mg und Sulfamethoxazol 800 mg) 1-0-1 über 3 Tage. Eine Einmaldosierung (3 Tabletten) ist möglich, aber etwas weniger effektiv.

▶ Fluorochinolone

Fluorchinolone sind bei der antibiotischen Behandlung der unkomplizierten Zystitis der Frau deutlich in den Hintergrund getreten, sind jedoch bei Bedarf (beispielsweise nachgewiesene Resistenz oder bei Allergien gegenüber Erstlinien-Antibiotika) ein sicheres Antibiotikum. Hierfür kann beispielsweise Ciprofloxacin 250-500 mg 1-0-1 oder Levofloxacin 250-500 mg 1-0-0 über 3 Tage verabreicht werden.

▶ Cephalosporine

Cefuroxim 500 mg 1-0-1 während 3 Tagen ist als alternative Antibiotikatherapie wirksam.

Unkomplizierte Zystitis des Mannes oder komplizierte Zystitis der Frau

Nach korrekter Abnahme einer Urinkultur Beginn der Therapie mit Cotrimoxazol, Fluorochinolonen oder einem oralen Cephalosporin über 7 Tage, ggf. Korrektur des Antibiotikums nach Erhalt des Kulturergebnisses.

Zystitis bei Schwangeren

Beginn mit Amoxicillin 250 mg 1-1-1 oder einem oralen Cephalosporin. Auch eine Bakteriurie ohne Symptome muss in der Schwangerschaft therapiert werden, da sich sonst in rund 30 % der Fälle eine akute Pyelonephritis ausbildet. Die Therapiedauer bei der asymptomatischen Bakteriurie sowie der Zystitis beträgt 7 Tage.

Zystitis bei Kindern

Eine Therapie über 7-10 d ist empfohlen. Folgende Antibiotika sind für Kinder geeignet: Cotrimoxazol, oral wirksame Cephalosporine, Amoxicillin. Nach dem ersten Harnwegsinfekt bei Knaben, sowie ab dem zweiten HWI bei Mädchen ist eine weitere urologische Abklärung mittels Sonographie und Miktions-Cysto-Urethrographie indiziert.

Candida-Zystitis

Ohne Symptome einer Harnweginfektion sollte eine Fungurie nicht therapiert werden. Bei Therapienotwendigkeit: Fluconazol 200 mg 1-0-0 für 14 Tage, Amphotericin B Harnblasenspülungen oder Amphotericin B i.v. Einmaldosierung.

9.3. Akute Pyelonephritis

9.3.1. Definition

Akute bakterielle Infektion des Nierenbeckens und des Nierenparenchyms einhergehend mit Fieber, Flankenschmerzen und Bakteriurie.

9.3.2. Ätiologie und Pathogenese

75 % der Patienten mit akuter Pyelonephritis erlitten zuvor eine Zystitis. Die Keimaszension stellt die häufigste Ursache der Pyelonephritis dar. Bei rund 5 % der Patienten mit Harnwegsinfekten wird eine Pyelonephritis diagnostiziert. Frauen sind deutlich häufiger von Pyelonephritiden betroffen als Männer. In 60 % der Fälle bedarf es einer stationären Hospitalisation.

Ein weiterer Grund für eine Pyelonephritis kann Reflux sein. Vesiko-ureteraler Reflux (VUR) führt zu Pendelurin, welcher sich infiziert. Es entstehen Pyelonephritiden, die vor allem durch den intrarenalen Reflux narbig verlaufen.

9.3.3. Klinik

Die klinischen Symptome der akuten Pyelonephritis sind gekennzeichnet durch plötzliches Fieber, Schüttelfrost und konstante Flankenschmerzen (besonders bei Kindern häufig als Bauchschmerz geschildert). Zudem können Pollakisurie, Dysurie, Übelkeit, Erbrechen, Durchfall mit starkem Krankheitsgefühl, abdomineller Druckschmerz bis hin zu Abwehrspannung und Loslassschmerz, verringerte Darmgeräusche, Tachykardie und Hypotonie die Symptomatik ergänzen.

Bei kompliziertem Verlauf können Sepsis, septischer Schock, emphysematöse Pyelonephritis (v.a. bei Diabetes mellitus), Abszedierung und Nierenparenchymschäden durch narbige Heilung auftreten. Selten kommt es als Folge einer Pyelonephritis zu einem akuten Nierenversagen.

9.3.4. Diagnostik

Die Diagnose stützt sich vor allem auf die Trias Fieber, Flankenschmerz und Pyurie. Radiologische Zeichen sind oft diskret und finden sich nicht zwingend bei jedem Patienten. Der Wert der radiologischen Untersuchung (CT-Urographie) liegt in der Differentialdiagnose, Aufklärung von begleitenden und verursachenden Erkrankungen sowie in der Erfassung von Komplikationen.

Laboruntersuchungen

Im Blut finden sich eine Leukozytose, erhöhte BSG, erhöhtes CRP, allenfalls ein erhöhtes Kreatinin. Bei Fieber >38,5 °C empfiehlt sich das Anlegen von Blutkulturen. Diese sind in bis zu 20 % der Fälle positiv.

Der Urin ist oft flockig-trüb, Pyurie (Leukozyten), Bakteriurie (>10^5 Keime/ml), milde Proteinurie, Mikro- oder Makrohämaturie, Leukozytenzylinder sind charakteristisch. Eine Gramfärbung des Urins kann zwischen gramnegativen Stäbchen (z.B. *E. coli*) und grampositiven Kokken (z.B. Enterokokken) unterscheiden und bei der Auswahl des Antibiotikums behilflich sein.

Vor Beginn der Antibiose muss zur Erregeridentifizierung und Resistenzprüfung auf Antibiotika eine Urinkultur angelegt werden.

Sonographie

Die wichtigste Funktion der Sonographie ist der Ausschluss einer Harnabflussstörung. Streng genommen kann ein Ausschluss einer Abflussstörung sonographisch jedoch nicht erfolgen. Vielmehr stellt sich nach sonographisch diagnostizierter Dilatation die zwingende Indikation zur weiteren Abklärung mittels CT-Urographie, da eine Dilatation nicht unbedingt eine Obstruktion darstellt (Hemmung der Peristaltik durch bakterielle Endotoxine), und eine Obstruktion, insbesondere in den ersten 48 Stunden, nicht zwingend mit einer Dilatation einhergehen muss.

Sonographische Zeichen der Pyelonephritis sind unspezifisch und nur im Vergleich zu Voraufnahmen zu verwerten: Nierenvergrösserung, Parenchymmantel oft echoärmer und verbreitert. Bei der emphysematösen Pyelonephritis zeigen sich die Lufteinschlüsse durch echogene Strukturen mit dorsaler Schallauslöschung. Die Lufteinschlüsse sind im Nierenparenchym und perirenal nachweisbar. Nierenabszesse stellen sich als echoarme Raumforderungen dar, Lufteinschlüsse im Abszess sind von der emphysematösen Pyelonephritis zu unterscheiden.

Computertomographie (CT-Urographie)

Die Computertomographie mit Kontrastmittel hat die intravenöse Urographie in den letzten Jahren zunehmend in den Hintergrund verdrängt. Die Indikation zur computertomographischen Abklärung stellt sich bei fehlender Entfieberung innerhalb von 72 h und Verdacht auf renale oder perirenale Abszedierungen, zum Ausschluss einer parallel vorliegenden Nephro-Ureterolithiasis, einer emphysematösen Nephritis oder einer Harnabflussstörung (☞ Abb. 9.5 und 9.6). Zudem ist bei rezidivierender Pyelonephritis ab der 2. Episode eine CT-Urographie zur Ursachenklärung indiziert.

Die computertomographischen Zeichen der unkomplizierten akuten Pyelonephritis sind diskret. Im Seitenvergleich besteht eine Nierenvergrösserung, gelegentlich finden sich keilförmige regionale Einschränkungen der Kontrastmittel-Anreicherung mit verzögertem Nephrogramm, entzündliche Infiltrate perirenal und evtl. eine schlechtere Nierenfunktion der betroffenen Seite. Oben genannte Komplikationen können zuverlässig erkannt werden.

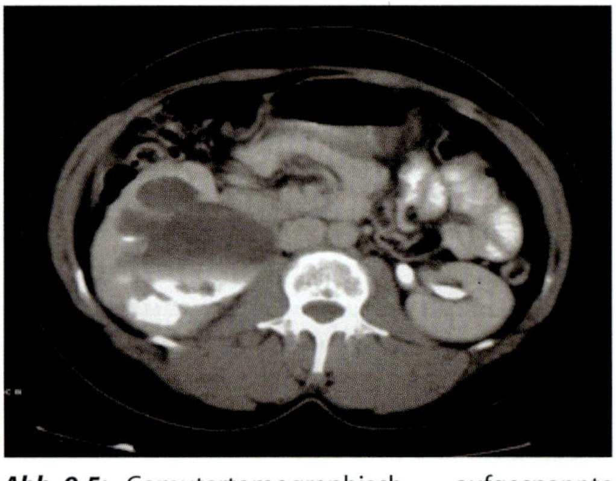

Abb. 9.5: Comutertomographisch aufgespannte Nierenbeckenkelche mit behindertem Kontrastmittelabfluss und bereits reduzierter Nierenparenchymbreite.

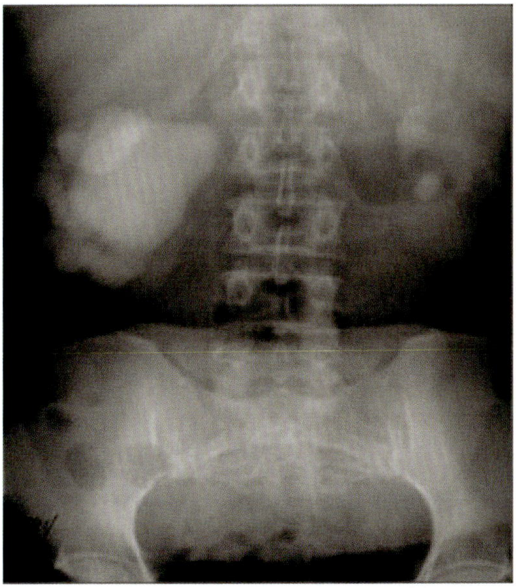

Abb. 9.6: Nierenbeckenabgangsstenose. Urographisch dilatiertes Nierenbecken mit klassischerweise fehlender Darstellung des proximalen Harnleiters.

Miktions-Cysto-Urethrographie (MCUG)

Rezidivierende Pyelonephritiden stellen vor allem bei Kindern eine Indikation dar zur MCUG, damit ein Vesiko-ureteraler Reflux (VUR) ausgeschlossen werden kann. Bei erwachsenen Frauen ist nach unkomplizierter Pyelonephritis die Rate an VUR mit 2 % sehr niedrig und somit eine MCUG nicht zwingend.

Nierenszintigraphie

Die DMSA-Nierenszintigraphie kann sowohl mit hoher Sicherheit eine Pyelonephritis diagnostizieren und quantifizieren als auch die Entwicklung von narbigen Abheilungen vorhersagen. Die Sensitivität von fokalen Parenchymdefekten ist im Vergleich mit der CT aber nicht besser.

9.3.5. Differentialdiagnose

- Pankreatitis
- basale Pneumonie
- Pleuritis
- akute Appendizitis
- akute Cholezystitis
- Sigmadivertikulitis
- Adnexitis
- renaler und perirenaler Abszess

9.3.6. Therapie

Symptomatische Therapie der Pyelonephritis

Die symptomatische Therapie umfasst Bettruhe, Analgetika mit antipyretischer Wirkung (z.B. Metamizol, bei Kindern Paracetamol), sowie eine Infusionstherapie zur Steigerung der Diurese.

Antibiotikatherapie bei Pyelonephritis

Zur Antibiotikatherapie eignen sich in erster Linie Fluorochinolone bei Erwachsenen und Cephalosporine bei Kindern.

Erwachsene

Beim Erwachsenen wird bei oraler Gabe initial mit z.B. Ciprofloxacin 500-750 mg 1-0-1 oder Co-Trimoxazol 800/160mg 1-0-1 7 bez. 14 Tage therapiert. Sollte eine Therapie mit Co-Trimoxazol durchgeführt werden empfiehlt es sich vorgängig eine einmalige Gabe von 2g Ceftriaxon i.v zu verabreichen. Bei intravenöser Gabe kann mit Ciprofloxacin 400 mg 1-0-1 oder Ceftraixon 2g 1-0-0 für 7-10 Tage therapiert werden. Auch kann eine anfänglich intravenöse Therapie bei erhalt der Urinkultur resistenzgerecht auf eine perorale Therapie umgestellt werden. Die Bioverfügbarkeit der oralen Therapie ist bei Fluorchinolonen ausgezeichnet, eine intravenöse Gabe nur bei fehlender Möglichkeit der oralen Aufnahme (z.B. bei Erbrechen) notwendig. Alternativ können orale Cephalosporine der dritten oder vierten Generation verwendet werden, z.B. Cefpodoxime 200mg 1-0-1 für 10 Tage. Zu bedenken ist die wesentlich verminderte Konzentration der oralen Cephalosporine im Blut und Urin. Bei schwerer Pyelonephritis oder fehlender Entfieberung nach 48 h ist eine Kombinationstherapie sinnvoll: Ein modernes Cephalosporin oder Amoxicillin-Clavulansäure kombiniert mit Gentamicin 5 mg/kg KG 1-0-0 i.v.. Die weitere Therapie richtet sich nach der Resistenztestung.

Kinder

Bei Kindern wird zunächst mit parenteralen Cephalosporinen begonnen: z.B. Ceftriaxon 50 mg/kgKG i.v. einmal täglich, Cefepim 50 mg/kgKG alle 8-12 h i.v. oder Ceftazidim 50 mg/kgKG alle 8 h i.v. Nach Entfieberung ist der Wechsel auf ein orales Cephalosporin möglich, z.B. Ceftibuten 9 mg/kgKG 1-0-0 oder Cefixim 4-8 mg/kgKG 1-0-1. Bei unkomplizierter Pyelonephritis wäre auch eine primäre orale Antibiotikatherapie möglich.

Therapie bei Pilzinfektion

Die systemische Therapie einer Pyelonephritis, die durch Pilze verursacht ist, erfolgt primär mit Fluconazol 5-10 mg/kgKG 1-0-0 p.o. oder Amphotericin B 0,6 mg/kgKG i.v. 1-0-0. Wichtig ist der bildgebende Ausschluss von "Pilzbällen" mittels CT oder retrograder Pyelographie. Bei Vorliegen einer Abflussstörung wird eine perkutane Nephrostomie oder ein Doppel-J-Katheter angelegt. Bei liegender Nephrostomie ist eine antegrade Spülung mit Amphotericin oder Fluconazol möglich. Eine pilzinfizierte, funktionslose Niere muss entfernt werden.

Management bei Vorliegen eines Harnstaus

Die infizierte Harnstauungsniere ist ein potentiell lebensbedrohlicher Notfall und erfordert sofortige Entlastung des Harntrakts mittels Single-J- oder Doppel-J-Katheter respektive der Einlage einer perkutanen Nephrostomie. Ansonsten droht eine Urosepsis, welche auch in der heutigen Zeit immer noch mit einer hohen Mortalität einhergeht. Aus diesem Grund empfiehlt es sich, bei klinischer Verdachtsdiagnose einer Pyelonephritis immer eine Nierensonographie durchzuführen, spätestens jedoch bei fehlendem Ansprechen auf die Therapie.

Management bei fehlender klinischer Besserung

Bei fehlender klinischer Besserung innerhalb von 48-72 h ist eine stationäre Behandlung indiziert. Zudem ist eine erneute Untersuchung mit der Frage nach einer Abszedierung oder einer Harntransportstörung angezeigt, am besten mittels CT-Urographie. Des Weiteren empfiehlt sich die erneute Abnahme von Blut- und Urinkulturen. Bei Vorliegen einer Harntransportstörung ist eine sofortige Entlastung angezeigt, bei Abszedierung eine perkutane Abszessdrainage. Bei fortbestehender septischer Situation trotz Maximaltherapie ist die Nephrektomie Mittel der Wahl zur Beherrschung der Krankheit, insbesondere bei schlechter Funktion der betroffenen Niere. Tritt nach Beendigung der Antibiotikatherapie der Infekt erneut auf – was in bis zu 30 % der Fälle möglich ist – empfiehlt sich eine weitere Antibiotikatherapie für 14 Tage, allenfalls ist sogar eine Langzeittherapie für 6 Wochen von Nöten.

Nephrektomie

Die Indikation zur sofortigen Nephrektomie besteht bei emphysematöser Pyelonephritis sowie falls eine von der Niere ausgehende Sepsis nicht durch intensivmedizinische Massnahmen stabilisiert werden kann.

9.4. Urethritis

9.4.1. Grundlagen

Ätiopathogenese

Häufig handelt es sich um eine infektiöse Urethritis *(N. gonorrhoeae, C. trachomatis, U. urealyticum,* andere Erreger). Selten ist die Ursache mechanisch, allergisch oder im Rahmen von Allgemeinerkrankungen.

Klinik

Zu den Symptomen zählen Brennen in der Harnröhre, Dysurie, fakultativ urethraler Fluor.

Diagnostik

Die Symptomatik lässt oft keine Rückschlüsse auf die Ätiologie zu. Der Urethralabstrich oder der Erststrahlurin führen zur Diagnose. Am besten wird der Morgenurin untersucht. Die Serologie ist ohne klinische Bedeutung.

Therapie

Die Therapie erfolgt analog aktuellen infektiologischen Leitlinien (z.B. EAU-Guidelines, im Internet frei verfügbar), welche aufgrund der Resistenzlage öfters einer Überarbeitung erfahren (☞ auch folgende Kapitel).

9.4.2. Gonorrhoe

Definition

Die gonorrhoische Urethritis ist eine eitrige Urethritis ausgelöst durch *Neisseria gonorrhoeae* (umgangssprachlich Tripper). Dies sind gramnegative Diplokokken mit knapp 1 μm Durchmesser (semmelförmig). Häufig sind sie intrazellulär in Granulozyten gelegen.

Epidemiologie

150-400/100.000 Neuerkrankungen pro Jahr, aktuell zeigt sich wieder eine eher steigende Tendenz in Europa.

Übertragung

Schmierinfektion bei vaginalem oder seltener oralem GV. Das Risiko der Ansteckung pro GV wird für den Mann mit 17 % angegeben. Der Mensch ist das einzige Erregerreservoir.

Klinik

Urethritis

Die Inkubationszeit beträgt 3-10 Tage mit grosser Varianz je nach Bakterienstamm. Die typische klinische Präsentation ist eine eitrige Sekretion aus der Urethra (*Bonjour*-Tröpfchen), Dysurie, Brennen in der Urethra, inguinale Lymphadenopathie. Das Ausmass der Symptome ist jedoch sehr variabel, i.d.R. bei Frauen geringer ausgeprägt als bei Männern.

Extragenitale Infektionen

Die Gonorrhoe kann sich extragenital manifestieren als Proktitis, Konjunktivitis (Gonoblenorrhoe) insbesondere bei Neugeborenen, Pharyngitis, Arthritis sowie als Gonokokken-Sepsis.

Komplikationen bei Männern

Bei unbehandelter Infektion können sich Prostatitis, Epididymitis, Abszesse sowie Harnröhrenstrikturen ausbilden, auch eine Infertilität kann resultieren.

Komplikationen bei Frauen

Bartholinitis, Endometritis cervicalis, Adnexitis, Infertilität und Fitz-Hugh-Curtis-Syndrom (peritoneale Infektion bei Frauen aufgrund einer aufsteigenden Adnexitis, Perihepatitis) sind Komplikationen der unbehandelten Gonorrhoe.

Diagnostik

Die Diagnose erfolgt mittels Urethralabstrich. Nach 4 h Miktionspause erfolgen mehrere Urethralabstriche (genauere Informationen siehe Lehrbücher der Infektiologie). Weitere Erregergewinnung je nach Anamnese und Klinik: Rektalabstrich und Pharynxabstrich.

Zur Vermeidung einer "Ping-Pong-Reinfektion" ist eine genaue Partneranamnese und Untersuchung aller Sexualpartner unerlässlich!

Erst nach den Urethralabstrichen erfolgt die Gewinnung von Erst- und Mittelstrahlurin zur Kultur sowie PCR-Diagnostik.

Therapie

Bei milder Symptomatik sollte die Therapie erst nach Erregernachweis stattfinden.

Erste Wahl bei bekannter Ätiologie: Ceftriaxon 1 g i.m. oder i.v. sowie Azithromycin 1g p.o. einmalig.

Alternativ kann nach der einmaligen Gabe von Ceftraixon 1g i.m. oder i.v die Behandlung mit Doxycyclin 100 mg 1-0-1 über 7 Tage weiter geführt werden. Dies senkt die Wahrscheinlichkeit einer persistierenden Urethritis um 50 %, welche meist durch Chlamydien oder Ureaplasmen unterhalten wird.

Wichtig ist die Untersuchung und Mitbehandlung der Sexualpartner.

9.4.3. Nichtgonorrhoische Urethritis

Ätiologie

Die nichtgonorrhoische Urethritis wird meistens durch *Chlamydia trachomatis* ausgelöst. Weitere Erreger sind Mykoplasmen (20 %), Enterokokken (15 %), Streptokokken (12 %), *Staphylococcus aureus* (5 %) und *Trichomonas vaginalis* (<1 %). In 20-30 % verbleibt die Ätiologie aber unklar.

Klinik

Urethritis

Die Inkubationszeit beträgt 1-5 Wochen. Eine glasige oder eitrige Sekretion aus der Urethra (*Bonjour*-Tröpfchen), Dysurie oder Brennen in der Urethra werden geschildert. Das Ausmass der Symptome ist sehr variabel, i.d.R. sind die Symptome bei Frauen geringer ausgeprägt als bei Männern.

Komplikationen der nichtgonorrhoischen Urethritis

Zu den Komplikationen zählen die aufsteigenden Infektionen. Beim Mann droht eine Epididymitis, bei der Frau bei Chlamydieninfektion in 20 % eine Adnexitis (PID). Die Folgen einer PID sind Sterilität durch einen Tubenverschluss (12 % nach 1 PID, 35 % nach 2. PID), weiterhin entsteht ein erhöhtes Risiko für ektope Schwangerschaften.

Bei Neugeborenen droht bei Infektion der Mutter mit *Chlamydia trachomatis* in 15 % eine Chlamydien-Pneumonie oder in 50 % eine Chlamydien-Konjunktivitis.

▶ Reiter-Syndrom

Das Reiter-Syndrom stellt eine reaktive Systemreaktion mit Mono- oder Oligoarthritis dar, zudem ergänzen Konjunktivitis, Balanitis, Fieber und Exantheme mit übermässiger Verhornung an Handflächen und Fusssohlen (Keratoma blennorrhagicum) die Symptomatik. Die Symptome entstehen nach unspezifischer Urethritis oder Gastroenteritis. Durch eine Mischinfektion ist das Reiter-Syndrom auch bei der Gonorrhoe möglich.

Diagnostik

Zur Diagnose der nichtgonorrhoischen Urethritis gelten die gleichen Aussagen wie zur gonorrhoischen Urethritis (☞ Abschnitt 9.4.1.). Die Diagnose erfolgt mittels Urethralabstrich. Nach 4 h Miktionspause erfolgen mehrere Urethralabstriche (genauere Informationen siehe Lehrbücher der Infektiologie). Weitere Erregergewinnung je nach Anamnese und Klinik: Rektalabstrich und Pharynxabstrich. Nach den Urethralabstrichen erfolgt die Gewinnung von Erst- und Mittelstrahlurin zur Kultur sowie PCR-Diagnostik. Eine genaue Partneranamnese und Untersuchung aller Sexualpartner ist unerlässlich! Die Serologie dient in erster Linie zur Differentialdiagnose der Lues. Zur Diagnose der Chlamydien ist sie ungeeignet bei zu vielen falsch positiven Resultaten.

Therapie

Die aktuellen Richtlinien empfehlen Doxycyclin 100 mg 1-0-1 p.o. für 7-10 Tage oder alternativ Azithromycin 0,5 g am 1. Tag und 250 mg 1-0-0 für weitere 4 Tage. Dieses Behandlungsregime ist wirksam gegen die meisten Urethritis-Erreger. Bei einem Rezidiv kann Erythromycin 500 mg 1-1-1-1 für 3 Wochen angewendet werden, als Keim ist meist *Ureaplasma urealyticum* verantwortlich.

9.5. Akute Prostatitis

Ätiologie

Bei der akuten Prostatitis handelt es sich um eine Infektion durch Aszension aus dem Harntrakt. Spezielle Risikofaktoren sind ein intraprostatischer Duktreflux, Phimose, Analverkehr, Harnwegsinfekte, Harnblasenkatheter, Prostatastanzbiopsie oder transurethrale Resektionen.

Klinik

Zu den allgemeinen Beschwerden gehören Fieber, Schüttelfrost, lumbale und perineale Schmerzen. Typisch sind aber auch die folgenden Miktionsbeschwerden: Harndrang, Pollakisurie, Dysurie, und gelegentlich Symptome der Obstruktion. Die rektale Untersuchung ergibt eine stark schmerzhafte Prostata von teigiger Konsistenz, gelegentlich lässt sich ein Abszess als Fluktuation tasten.

Diagnostik

Im Blut findet sich typischerweise eine Leukozytose mit Linksverschiebung sowie ein erhöhtes CRP und erhöhtes PSA. Im Urinsediment finden sich Pyurie, Bakteriurie und Mikrohämaturie. Eine Urinkultur identifiziert in der Regel den Erreger und sollte vor Therapiebeginn immer angelegt werden. Blutkulturen können bei hohem Fieber den Erreger identifizieren. Die Sonographie dient in der Akutphase in erster Linie dem Ausschluss von Restharn. Mit dem Transrektalultraschall (TRUS) kann ein Prostataabszess diagnostiziert werden, aufgrund der Gefahr einer Bakteriämie soll ein TRUS jedoch erst nach Beginn einer Antibiotikatherapie erfolgen. Alternativ kann die gleiche Fragestellung auch mittels CT beantwortet werden.

Therapie

Die akute Prostatitis wird symptomatisch behandelt mittels suprapubischer Harnableitung bei Restharnbildung oder therapierefraktärem Fieber, Bettruhe, Rehydratation, NSAR gegen Fieber und Schmerzen sowie mittels medikamentöser Stuhlerweichung.

Bis zum Eintreffen der Urinkulturergebnisse wird mit einer kalkulierten Antibiotikatherapie begonnen: z.B. Ciprofloxacin 500 mg 1-0-1 p.o. Bei schwerem Verlauf erfolgt eine intravenöse Therapie mit Ceftriaxon 2 g i.v. oder Peperacillin/Tazobactam 3 x 4,5 g i.v. täglich. Die Antibiotikatherapie erfolgt parenteral für 3-7 Tage, dann in voller Dosierung mittels eines resistenzgerechten oralen Antibiotikums für 2 bis 4 Wochen.

Bei Vorliegen eines Prostataabszesses kann je nach Ausmass eine perineale Nadelpunktion erfolgen mit einmaliger Aspiration oder eine perineale Drainage (9-12 Charrière Pigtailkatheter, Anlage unter transrektaler Ultraschall-Kontrolle). Bei zentral gelegenen Prostataabszessen kann alternativ durch eine transurethrale Resektion der Abszess drainiert werden.

9.6. Chronische Prostatitis

Definition

Zur Einteilung der Prostatitis hat sich die NIH Klassifikation durchgesetzt (☞ Tab. 9.4).

Epidemiologie

Beschwerden aufgrund chronischer Prostatitis sind häufig und im Alter unter 50 Jahren sogar die häufigste urologische Diagnose. 5 % der Männer im Alter von 20-50 Jahren hatten bereits eine Prostatitis. Der Altersgipfel liegt zwischen dem 20.-49. Lebensjahr und über dem 70. Lebensjahr. Die Inzidenz beträgt rund 3/1000.

Ätiologie

Die Ätiologie der chronischen Prostatitis ist heterogen, wie es auch die Definitionen implizieren. Je nach Erkrankung überwiegen die infektiösen Ursachen (chronische bakterielle Prostatitis) aber auch Miktionsstörungen oder andere ätiologische Faktoren kommen in Betracht. Wahrscheinlich ist eine multifaktorielle Genese mit auslösenden wie auch krankheitsunterhaltenden Faktoren. Im weiteren Verlauf kann sich der chronische Beckenschmerz durch neuromodulatorische Prozesse verselbstständigen und von der auslösenden Ursache unabhängig werden, was die Behandlung erschwert.

Als Ursachen werden diskutiert:

- Chronische Infektion mit Bakterien
- Intraprostatischer Reflux
- Urodynamische Auffälligkeiten wie abgeschwächter Urinflow, obstruktive Miktionslage durch Harnblasenhalsenge, Hypersensibilität der Harnblasenfüllung und Sphinkterdyssynergie
- Neurogene Dysregulation
- Muskuläre Ursache des chronischen Schmerzsyndroms: Ansatztendinopathien des Beckenbodens, Myogelosen oder myofasziale Triggerpunkte
- Psychosomatische Störung: ob ursächlich oder als Folge ist aber unklar

Klinik

Der international validierte Fragebogen (NIH-CPSI = *NIH Chronic Prostatitis Symptom Index)* des *NIH Chronic Prostatitis Collaborative Research Network* spiegelt gut das klinische Spektrum der Beschwerden wieder: Es kommt zu Schmerzen, Miktionsbeschwerden sowie zu herabgesetzter Lebensqualität (Fragebogen frei im Internet erhältlich).

Diagnostik

Anamnese

Erfragt werden sollten Miktionsstörungen, sexuelle Störungen, sowie allgemeine Krankheitssymptome; zur Quantifizierung der Beschwerden und zur Verlaufskontrolle unter Therapie eignet sich der NIH-CPSI-Fragebogen.

Körperliche Untersuchung

Zentral ist die digital rektale Untersuchung (DRU) zur Differentialdiagnose. Die Prostatauntersuchung sollte jedoch nach der Uringewinnung stattfinden.

Harnstrahlmessung

Die Uroflowmetrie deckt Miktionsstörungen auf.

Chronische Prostatitis – Einteilung		
I	Akute bakterielle Prostatitis	Akute bakterielle Infektion
II	Chronisch bakterielle Prostatitis	Chronisch bakterielle Infektion (EPS $>10^4$ Erreger)
III	Chronisch abakterielle Prostatitis/ Prostatodynie	Keine nachweisbaren Erreger (EPS $<10^4$,VB3 $<10^3$)
IIIa	Entzündliches chronisches Schmerzsyndrom des kleinen Beckens (CPPS)	Lc erhöht, EPS >20 (x 1.000), VB3 >10 Lc (x 400), Ejakulat $>10^6$/ml
IIIb	Nicht-entzündliches chronisches Beckenschmerzsyndrom	Lc nicht erhöht, EPS <10 Lc/HPF
IV	Asymptomatische entzündliche Prostatitis	Entzündungszellen in Biopsie, Lc in EPS, VB3 oder Ejakulat

Tab. 9.4: Einteilung der chronischen Prostatitis. **EPS**: Prostataexprimat; **VB3**: Urinportion nach Prostatamassage; **HPF**: *High power field* = 1.000x mikroskopische Vergrösserung.

Sonographie Harnblase

Die Sonographie dient dem Ausschluss von Restharn, Blasensteinen und zur Bestimmung der Prostatagrösse.

Laboruntersuchungen

Ab dem 50. Lebensjahr ist die Bestimmung des PSA empfohlen.

Keimnachweis

Zur Identifizierung einer chronischen bakteriellen Prostatitis erfolgt die sogenannte Vier-Gläser-Probe.

- 1. Die ersten 10 ml Urin (Urethralkeime)
- 2. Mittelstrahlurin (Harnblasenkeime)
- 3. Prostataexprimat (Prostatakeime): Normalerweise unter 10 Leukozyten pro Gesichtsfeld in hoher Vergrösserung
- 4. Die ersten 10 ml Urin nach Prostatamassage (Prostatakeime)

Aufgrund der erhöhten Kosten sowie des Aufwandes der Untersuchung hat sich zunehmend die Zwei-Gläser-Probe durchgesetzt. Sie ist betreffend klinischer Aussagekraft in der Hausarztpraxis ausreichend.

- 1. Mittelstrahlurin (Harnblasenkeime)
- 2. die ersten 10 ml Urin nach der Prostatamassage (Prostatakeime)

Erweiterte Diagnostik

Transrektaler Ultraschall (TRUS)

Spezifische Zeichen einer chronischen Prostatitis im TRUS gibt es keine. Variabel assoziiert mit chronischer Prostatitis werden Echoinhomogenitäten, Prostataverkalkungen und Prostatasteine, Dilatation des Venenplexus sowie der Samenblasen. Weiterhin ist der TRUS wichtig für die Differentialdiagnose, wobei Abszesse, Prostatazysten oder Samenblasenerkrankungen ausgeschlossen werden können. Eine Prostatastanzbiopsie ist nur bei suspektem Tastbefund oder erhöhtem PSA-Wert indiziert.

Urodynamische Untersuchung inklusive Zystoskopie

Zur Differentialdiagnose von Miktionsstörungen wird eine Manometrie inkl. Zystoskopie durchgeführt. Häufig assoziiert mit oder ursächlich für die Beschwerden sind eine subvesikale Obstruktion, eine Detrusor-Sphinkter-Dyssynergie oder eine autonome Detrusoraktivität.

Differentialdiagnose

- Epididymitis
- Urethritis
- Infektiöse und nichtinfektiöse Zystitiden
- Blasentumoren
- Erkrankungen des Enddarms: Proktitis, Analfissur, Hämorrhoiden
- Erkrankungen des Nervensystems
- Erkrankungen des Bewegungsapparates

Therapie

Die Therapie erfolgt stadienabhängig analog der NIH-Klassifikation. Die Therapie des Stadiums NIH I wird im Kapitel 9.5. erwähnt, das asymptomatische Stadium NIH IV bedarf keiner Therapie.

Chronische bakterielle Prostatitis (NIH II)

Langzeitantibiotikatherapie über 4-6 Wochen. Die Auswahl des Antibiotikums erfolgt je nach Kultur und Resistenzergebnis, jedoch soll eine gut "gewebegängige" Substanz gewählt werden.

- Gramnegative Bakterien: Gabe von Fluorochinolonen wie z.B. Ciprofloxacin 250-500 mg 1-0-1 oder Co-Trimoxazol 160/800 mg 1-0-1
- *Chlamydia trachomatis:* Azithromycin über 4 Wochen (1 g alle 7 Tage), Doxycyclin 100 mg 1-0-1 für 28 Tage
- *Ureaplasma urealyticum:* Erythromycin 500 mg 1-1-1-1, Fluorochinolone

Entzündliches (NIH IIIA) oder nicht-entzündliches chronisches Beckenschmerzsyndrom (CPPS, NIH IIIB)

Ein Therapieversuch mit Antibiotika über 4-6 Wochen erscheint gerechtfertigt, z.B. mit Fluorochinolonen (Ciprofloxacin 500 mg 1-0-1 oder Levofloxacin 500 mg 1-0-0). Trotz fehlendem Nachweis für eine bakterielle Infektion fanden sich in randomisierten Studien hohe Ansprechraten im frühen Krankheitsstadium. Nach bereits stattgehabten Antibiotika-Kuren über mehrere Wochen ist eine weitere Antibiotikatherapie jedoch nicht erfolgversprechend.

Bei fehlender Besserung ist ein Therapieversuch mit α-Blocker empfohlen. In mehreren randomisierten Studien konnte die Effektivität einer α-Blocker-Therapie bei chronischer Prostatitis nachgewiesen werden.

Weiterhin kommen 5α-Reduktasehemmer in Betracht, sie führen zur Schrumpfung des Prostatagewebes und damit zur Verbesserung der subvesikalen Obstruktion sowie zu vermindertem intraprostatischen Reflux. In mehreren randomisierten Studien zeigt sich durch die 5α-Reduktasehemmer eine Verbesserung der subjektiven Beschwerden nach 6-12 Monaten.

Pentosanpolysulfat und das Phytotherapeutikum Quercetin sind weitere Alternativen. Eine randomisierte Studie mit Quercetin, einem pflanzlichen Flavonoid mit antioxidativer Wirkung, belegte die Effektivität gegenüber Placebo (Dosierung: 500 mg 1-0-1).

Für NSAR und weitere Phytotherapeutika existieren bislang keine randomisierten Studien, die einen Vorteil gegenüber Placebo beweisen, zudem ist bei Langzeitanwendung von NSAR die Verträglichkeit problematisch.

Physikalische Therapieansätze wie regelmässige warme Sitzbäder oder Infrarotanwendungen wie auch Mikrowellen-Wärmetherapie können sich günstig auswirken. Ebenso aerobe Bewegungstherapie, Akupunktur, Biofeedback-Entspannungstherapie des Beckenbodens, elektromagnetische Therapie des Beckenbodens oder myofaszielle Triggerpunkt-Therapie.

Eine regelmässige Prostatamassage kann verstopfte Prostatakanäle drainieren, verbessert die Durchblutung und damit den Zugang von Antibiotika. Eine Wirksamkeit in randomisierten Studien ist nicht bewiesen, die Prostatamassage hat wohl eher einen gewissen Placeboeffekt. Empfohlen wird eine zwei bis dreimalige Massage pro Woche mit gleichzeitiger Antibiotikatherapie. Häufige Ejakulationen können ebenfalls helfen.

Folgende Therapieformen werden angewendet, sind aber in prospektiven Studien nicht evaluiert: Physiotherapie, Dehnungsübungen, intramuskuläre Injektionen von Lokalanästhetika, Entspannungsübungen, Yoga, Hypnose und Massage.

In prospektiven Studien konnte mit Botulinumtoxin-Injektionen ein erster Nachweis einer Wirksamkeit erbracht werden, diese Therapien sind aber noch als experimentell zu betrachten.

Eine TURP konnte beim CPPS keine überzeugenden Langzeitergebnisse erbringen, nur unkontrollierte Studien zeigten eine gewisse Besserung.

Prognose

60 % der betroffenen Patienten werden innerhalb von 6 Monaten beschwerdefrei, 20 % zeigen einen variablen Verlauf und 20 % leiden unter kontinuierliche Beschwerden mit Chronifizierung. Prädiktoren einer schlechten Prognose sind rezidivierende oder ausgeprägte Symptome und Schmerzen während oder nach der Ejakulation.

9.7. Akute Epididymitis

Ätiologie

Meistens handelt es sich bei der Epididymitis um einen kanalikulär aufsteigenden Harnwegsinfekt, ausgelöst durch urethrale Eingriffe, sexuelle Aktivität, Ureterektopie oder Urethrastrikturen. Bei sexuell aktiven Erwachsenen meistens verursacht durch Chlamydien oder Neisserien, bei sexuell inaktiven Erwachsenen oder Kindern durch *E. coli*, Proteus, Klebsiellen, Pseudomonas oder Staphylokokken; bei fehlendem Keimnachweis kommen Viren oder Mykoplasmen als Ursache in Frage. Als nicht-infektiöse Ursache der Nebenhodenentzündung kommt eine Therapie mit Amiodaron in Betracht.

Klinik

Zu den klinischen Zeichen der akuten Epididymitis zählen Skrotumschwellung und Rötung, Hodenschmerzen, ein druckschmerzhafter Nebenhoden sowie Fieber bei fortgeschrittener Entzündung; hingegen sind klinische Zeichen der Urethritis nicht obligat. Meist ist der Kremasterreflex erhalten und das Prehn-Zeichen negativ: abnehmender Schmerz bei Anhebung des Hodens (typisch für die Nebenhodenentzündung, jedoch nicht beweisend).

Diagnostik

Labordiagnostik

Im Urinsediment findet sich meistens eine Leukozyturie. Eine Urinkultur kann den Erreger identifizieren, ist jedoch bei 40-90 % der Patienten negativ. Das CRP muss nicht zwingend erhöht sein.

Sonographie

Sonographisch zeigt sich ein vergrösserter Nebenhoden, oft mit Begleithydrozele. Typische Befunde für die Nebenhodenentzündung sind des Weiteren eine erhöhte Hoden- und Nebenhodendurchblutung. Die Sonographie ist zur Differentialdiagnose obligat. Wichtig ist der Ausschluss einer Abszedierung, Beteiligung des Hodenparenchyms an der Entzündung und der Ausschluss einer Hodentorsion mittels Doppler-Sonographie. Der Ausschluss einer Hodentorsion durch die seitenvergleichende Dopplersonographie ist jedoch nicht trivial und kann falsch-positiv sein. Wenn ein arterielles Dopplersignal im Hoden durch die Kompression des Samenstrangs am äusseren Leistenring verschwindet, ist dies ein gutes Indiz für eine testikuläre Durchblutung. Bleibt das Signal erhalten, ist es eher ein skrotales Gefäss.

Beim geringsten Zweifel an der Diagnose Nebenhodenentzündung ist zum Ausschluss einer Hodentorsion eine skrotale Hodenfreilegung dringlich indiziert. Bei fraglicher Differentialdiagnose Hodentumor ist eine inguinale Freilegung notwendig.

▶ Harnstrahlmessung, Retrograde Urethrographie und MCUG

Diese Untersuchungen erfolgen nach abgeheilter Entzündung und dienen dem Ausschluss einer Harnblasen- oder Harnröhrenerkrankung, indiziert v.a. bei Kindern und bei älteren Patienten.

Therapie

Zur symptomatischen Therapie gehören Bettruhe, Hochlagerung und Kühlung des Hodens sowie Antiphlogistika. Bei starken Schmerzen ist eine Leitungsanästhesie des Samenstrangs am äusseren Leistenring mit einem lang wirkenden Lokalanästhetikum möglich (z.B. mit Bupivacain).

▶ Antibiotikatherapie bei Epididymitis

Nach der Gewinnung einer Urinkultur wird eine kalkulierte Antibiotikatherapie begonnen. Bei Verdacht auf eine sexuell übertragene Epididymitis: Ciprofloxacin 500 mg p.o. oder Ceftriaxon 250 mg einmalig i.m., gefolgt von Doxycyclin 100 mg 1-0-1 p.o. über mindestens 7 Tage (Indikation für Doxycyclin insbesondere bei sexuell aktiven, jüngeren Männern mit entsprechender Anamnese gegeben). Alternativ: Azithromycin 1 g p.o. einmalig.

Besteht der Verdacht einer aufsteigenden Harnwegsinfektion: Ciprofloxacin 500 mg 1-0-1 oder ein anderes Chinolon über mindestens 10 Tage.

▶ Chirurgische Therapie

Bei einer therapierefraktären Nebenhodenentzündung besteht die Möglichkeit der Epididymektomie. Lokale Komplikationen sind hierbei allerdings häufig, es kann zu rezidivierenden Infektionen, Wundheilungsstörungen oder gar Hodenverlust kommen. Bei einer Abszedierung des Hodens oder bei Wunsch einer definitiven Sanierung ist die Orchiektomie indiziert.

Literatur

beim Verfasser

10. Harnblasenfunktionsstörungen

10.1. Einleitung

Harnblasenfunktionsstörungen sind mit einer hohen Dunkelziffer weltweit verbreitet und können in allen Lebensphasen auftreten. Die Störungen können die Speicher- und/oder die Entleerungsphase des Harnblasenzyklus betreffen und verschieden stark ausgeprägt sein, so dass Betroffene das ganze Spektrum von asymptomatisch bis massiv symptomatisch und demensprechend starken Leidensdruck, aufweisen können. Vice versa können Patienten*innen über spezifische Harnblasensymptome klagen, ohne dass eine zugrundeliegende Funktionsstörung objektiviert werden kann.

Die normale Harnblasenfunktion

Unter "normaler" Harnblasenfunktion wird der physiologische Ablauf zwischen einer "normalen" Harnblasenspeicherphase und "normalen" Entleerungsphase verstanden. Während der Speicherphase sollte der Blasenmuskel (Detrusor) bei zunehmendem Füllvolumen die Wandspannung konstant halten und somit einen möglichst tiefen Druck in der Harnblase bis zur Entleerungsphase gewährleisten. Sobald das willkürliche Kommando zur Harnblasenentleerung von den höher gelegenen Hirnzentren gegeben wird, sollte sich die Harnblase bei möglichst geringen Druckanstieg, möglichst schnell und vollständig entleeren.

Steuerung der Harnblasenfunktion

Die Harnblase unterliegt der Kontrolle des zentralen Nervensystems und wird hauptsächlich über autonome Nervenfasern der aus thorakolumbalen Segmenten stammenden Nervenfasern des Sympathikus sowie aus den sakralen Segmenten stammenden parasympatischen Nervenfasern gesteuert. Das somatische Nervensystem versorgt hierbei über den Nervus pudendus mit somatomotorischen Nervenfasern die quergestreifte Muskulatur des Beckenbodens und kann somit direkt willkürlich gesteuert werden. Zusätzlich verlaufen im Pudendusnerv somatosensorische Fasern, welche die sakralen Dermatome versorgen, sowie viszeromotorische und -sensorische Fasern, welche das weibliche resp. männliche Genitale innervieren. Die vegetative Steuerung zwischen Aktivierung des Parasympathikus und somit Induktion der Entleerungsphase sowie dessen Hemmung unterliegen einem bulbospinalem Reflex, welcher über das – in den sakralen Segmenten liegende – sakrale Miktionszentrum und das – im Hirnstamm liegende – pontine Miktionszentrum verläuft. Bei Säuglingen und Kleinkindern führt dieser Reflex zur "automatischen" resp. "reflexartigen" Harnblasenentleerung bei Erreichen eines bestimmten Füllvolumens der Harnblase. Im Verlaufe der Entwicklung des Nervensystems übernehmen die höheren kortikalen Hirnareale eine hemmende Wirkung auf diesen Reflex, so dass dieser willkürlich in damit zeitlich, örtlich und sozial vereinbaren Situationen durch Wegfallen der Hemmung ausgelöst und die Harnblase entleert werden kann.

Gestörte Harnblasenfunktion

Die Harnblasenfunktion kann durch Probleme der Harnblasensteuermechanismen (z.B. neurogene Harnblase) oder durch Probleme, die den unteren Harntrakt betreffen (u.a. Prostatahyperlasie, Beckenbodenschwäche), verursacht werden, so dass eine weiterführende urologische Diagnostik zur genauen Beurteilung häufig unabdingbar ist. Häufig überschneiden sich die Symptome bei den verschiedenen Problemen, so dass die vorliegende Symptomatik keine Schlüsse über die zugrunde liegende Ursache zulässt.

Symptome

Das gesamte Spektrum der Beschwerden, welche den unteren Harntrakt betreffen (sog. *Lower urinary tract symptoms* = LUTS) werden gemäss ICS (*International Continence Society*) folgendermassen unterteilt:

- **Blasenspeichersymptome:** Pollakisurie (erhöhte Miktionsfrequenz während des Tages), Nykturie (nächtliche Miktion umrahmt von Schlaf), imperativer Harndrang = Urge (plötzlicher, zwanghafter und schwierig unterdrückbarer Harndrang), Harninkontinenz
- **Blasenentleerungssymptome:** Abgeschwächter Harnstrahl, unterbrochener Harnstrahl = Harnstottern, initiales Warten = Hesistenz, Pressmiktion, terminales Tröpfeln (am Ende der Miktion)
- **Postmiktionelle Symptome:** Restharngefühl, Nachtröpfeln (unwillkürlicher Urinverlust nach Miktionsende)

- **Geschlechtsverkehr** (GV) **assoziierte Symptome**: Symptome während oder unmittelbar nach GV (Dyspareunie, fehlende Lubrikation, Urininkontinenz während GV und/oder Orgasmus)
- **Beckenorgan-Prolaps assoziierte Symptome**: Fremdkörpergefühl, Schweregefühl.
- Genitale Schmerzen und Schmerzen des unteren Harntraktes

Normwerte

Normwerte für die **Blasenkapazität** bei Erwachsenen liegen zwischen 350 und 550 ml, wobei die Miktionsvolumina mit 200-400 ml häufig tiefer liegen. Die Miktionsfrequenz tagsüber (**Diurie** = erste Miktion nach Erwachen bis letzte Miktion vor dem Schlaf) ist stark abhängig von der Trinkmenge und liegt normalerweise bei 4-8 Mal bei einer Trinkmenge von 1500-2000 ml pro Tag. Die nächtliche Miktion (**Nykturie**) ist definiert als Erwachen wegen Harndranges mit folgender Blasenentleerung, gefolgt von einer weiteren Schlafphase. Eine einmalige Nykturie ist als normwertig anzusehen.

Krankheitsbilder

Wichtige Krankheitsbilder der Blasenfunktionsstörung sind die Harninkontinenz, die überaktive Blase und ein Formenkreis von Symptomen mit im Vordergrund stehenden Schmerzen, welche unter "*painful bladder syndrome*" zusammengefasst werden und keine offensichtliche zugrundeliegende Pathologie aufweisen. Hierbei kann die interstitielle Zystitis als klar definierte Krankheitsentität mit spezifischen zystoskopischen und urodynamischen Befunden dazugezählt werden.

Risikofaktoren sind das fortschreitende Alter, Adipositas, Verwirrtheit, Demenz, Delir, Infektionen, Depression, Immobilität, Obstipation und Medikamentennebenwirkungen.

Durch eine gezielte Therapie können die sozialen, hygienischen und psychischen Probleme deutlich reduziert und nicht zuletzt auch der massive Aufwand an Inkontinenzmaterial und Pflegepersonal verkleinert werden.

Konsequenzen der gestörten Harnblasenfunktion

Neben den manifesten Symptomen (LUTS) sowie psycho-sozialen Konsequenzen können u.a. Probleme mit rezidivierenden Harnwegsinfekten, Harnblasensteinen sowie Schädigung der Nieren aufgrund eines Harnreflux begünstigt resp. verursacht werden. In vielen Fällen wird erst bei Auftreten solcher Folgeerscheinungen der Verdacht auf eine Harnblsenfunktionsstörung geweckt.

10.2. Beschwerdebilder

10.2.1. Belastungsinkontinenz (Synonym: Stressinkontinenz)

Klinik

Urinverlust (tropfen- oder spritzerweise) **ohne Harndrang** bei intraabdomineller Druckerhöhung. Dies ist die häufigste Inkontinenzform bei Frauen (ca. 80 % der Fälle).

Einteilung nach Schweregrad

- Grad I: Urinverlust beim Husten, Niesen, Lachen
- Grad II: Urinverlust beim Heben schwerer Lasten, Treppensteigen, Laufen
- Grad III: Urinverlust ohne körperliche Belastung (z.B. im Liegen)

Ursachen

Meist Probleme, die den Beckenboden betreffen: Muskuläre Beckenbodenschwäche z.B. bei Multiparität, Prolaps (Uterus/Vaginalstumpf, Harnblase), Östrogenmangel bedingte Vaginalschleimhautatropohie, Innervationsstörung des Beckenbodens: angeboren wie z.B. bei Meningomyelozele (syn. Spina bifida). Extrinsische Nervenkompression auf Höhe der lumbosakralen Wirkbelkörper (z.B. Cauda equina-Syndrom) durch Spinalkanalkompression bei Wirbelfrakturen, Diskushernien, traumatische Rückenmarksverletzungen. Iatrogene/traumatische Schädigung der peripheren Beckennerven oder des externen Sphinkters durch Operationen. Polyneuropathien (z.B. diabetogen, Vitamin B12-Mangel usw.).

10.2.2. Dranginkontinenz (Synonym: Urge-Inkontinenz)

Klinik

Episoden mit imperativem Harndrang, welcher nicht unterdrückt werden kann und zum Urinverlust vor Erreichen der Toilette führt. Oft mit gehäufter Toilettenfrequez (Pollakisurie) und/oder Nykturie (>1 Miktion pro Nacht).

Einteilung

- Nicht-neurogene (Idiopathische) Dranginkontinenz: Keine neurologische Ursache vorhanden, u.a. bei inflammatorischen oder neoplastischen Veränderungen des unteren Harntraktes. Bei Männern typischerweise als sekundäres Phänomen zu einer infravesikaler Obstruktion
- Neurogene Dranginkontinenz: Neurologische Ursache vorhanden. Typischerweiser bei suprapontinen sowie infrapontin-suprasakralen Läsionen des zentralen Nervensystems

Ursachen

Harnwegsinfekte, rezidivierende/chronische urogenitale Infekte, Östrogenmangel, infravesikale Obstruktion (fast nur beim Mann, v.a. durch Prostatahyperplasie, Urethrastriktur, Blasenhalshypertrophie/-sklerose, Prostatakarzinom), Blasensteine, Blasentumore, chronische rezidivierende Prostatitis, degenerative Veränderungen, postoperativ, supraspinale und spinale Läsionen, Stoffwechselkrankheiten, psychosomatisch, medikamentös, übermässiger Genuss von Kaffee, kohlensäurehaltigen Getränken oder Zitrusgetränken, habituelles Miktionsverhalten.

10.2.3. Mischinkontinenz

Bei der Mischinkontinenz liegt eine kombinierte Belastungsinkontinenz und Dranginkontinenz vor. Meist ist eine Komponente für den Patienten vorrangig, entsprechend wird auch die Therapie primär auf diese Komponente ausgerichtet.

10.2.4. Überlaufinkontinenz, Inkontinenz bei chronischer Harnretention

Klinik

Urinverlust bei voller Blase, basierend auf einer Blasenüberdehnung, hohen Restharnmengen und gestörter Blasenmotorik.

Einteilung und Ursachen

- Obstruktiv: öfter beim Mann bei fortgeschrittener infravesikaler Obstruktion mit myogener Schädigung des Detrusors, selten bei Frauen mit einer Descensusproblematik
- Funktionell: Detrusorhypo- oder -akontraktilität bei neurogener Grundproblematik (z.B. Polyneuropathie, Sakralmarkschaden, Cauda equina- oder Plexus pelvicus-Läsion)

10.2.5. Extraurethrale Inkontinenz

Klinik

Urinverlust (meist kontinuierlich und unbemerkt) nicht über die Urethra.

Ursachen

Fehlbildungen (z.B. ektope Uretermündung), urogenitale oder rektovesikale/-urethrale Fistel (postoperativ, postentzündlich, tumorös, posttraumatisch).

10.2.6. Enuresis

Klinik

Wiederholtes Einnässen nach dem 5. Lebensjahr ohne erkennbare urologische oder neurologische Ursache.

Ursachen

Gestörte Miktionsreifung, gestörter Tag-Nacht-Rhythmus des antidiuretischen Hormons, fehlendes Erwachen bei voller Blase, psychogene Störung, noch unerkannte neurogene Blasenentleerungsstörung.

10.2.7. Syndrom der überaktiven Blase

Die überaktive Blase (auch *overactive bladder* = OAB, *urgency-frequency*-Syndrom oder Reizblase) bezeichnet eine Blasenfunktionsstörung mit **Blasenspeichersymptomen** (Pollakisurie, Nykturie und Urge bis zur Urge-Inkontinenz) unterschiedlicher Ausprägung. Frauen sind von diesem Beschwerdebild deutlich häufiger betroffen als Männer.

Der Begriff der überaktiven Blase wird unterschiedlich benutzt, zum Teil bei Auftreten der oben genannten Symptome (wobei ätiologisch z.B. ein Harnwegsinfekt vorliegen könnte), zum Teil erst nach Ausschluss einer vorliegenden Pathologie zur Beschreibung einer idiopathischen Blasenfunktionsstörung.

Nach Ausschluss einer zugrunde liegenden Pathologie zielt die Behandlung vor allem auf die Verminderung der Drangsymptomatik.

10.2.8. *Painful bladder syndrome*

Blasenfunktionsstörungen mit im Vordergrund stehender Schmerzempfindung in der Harnblasenregion mit Assoziation zur Harnblasenfunktion (z.B. Schmerzen bei voller Harnblase oder bei Entleerung) werden heute als "*painful bladder syndrome*" zusammengefasst. Die Ätiologie ist meist multifaktoriell mit bio-psycho-sozialer Problematik und eher seltener durch eine klar definierte Ursache wie eine interstitielle Zystitis verursacht. Letztere kann durch entzündliche Prozesse u.a. Umbauvorgänge in der Harnblase mit Verminderung der mechanischen Eigenschaften (z.B. Verminderung der Dehnbarkeit = Compliance) sowie Veränderung der Sensorik begünstigen.

Die fachärztliche urologische Diagnostik umfasst eine strukturelle/morphologische Diagnostik mit Urethro-Zystoskopie, Entnahme einer Harnblasenspülzytologie sowie ggf. Biopsie und eine funktionelle Diagnostik mit (Video-)Urodynamik, um u.a. die Kapazität der Harnblase zu messen. Bei den meisten Blasenschmerzsyndromen wird jedoch keine eindeutige Pathologie, welche die Symptomatik konklusiv erklären kann, gefunden.

Aus diesem Grund ist ein rein medizinisch-biologisch orientiertes Behandlungskonzept kaum erfolgreich, da weitere Dimensionen, die in diese Problematik einfliessen (psychologische Komorbidität, soziale Rahmenbedingungen), nicht berücksichtigt werden.

Meist muss ein hollistisches Behandlungskonzept, welches auf interdisziplinärer Zusammenarbeit verschiedener Spezialgebiete (u.a. Urologie, Schmerztherapie, Physiotherapie, Psychologie) beruht, erstellt werden.

10.3. Diagnostik

10.3.1. Anamnese

Wichtig ist eine genaue Erhebung der Symptome mit dem Beginn und zeitlichen Verlauf, dem Schweregrad und deren sozialen Bedeutung. Ebenso sollen äussere Einflüsse auf den Verlauf, den Schweregrad und die Manifestation von Begleitbeschwerden sowie prädisponierende Faktoren erhoben werden (☞ Tab. 10.1).

Harninkontinenz – Anamnese

- **Fragen zum Urinverlust**
  - Urinverlust bemerkt/unbemerkt?
  - Seit wann? Verlauf?
  - Wann? – Tag/Nacht, bei welcher Aktivität, mit/ohne Harndrang
  - Wieviel? – Tropfen, Spritzer, ständiger Verlust, Anzahl Vorlagen/Einlagen pro Tag
- **Fragen zur Miktion**
  - Anzahl Miktionen pro 24 h? Anzahl Miktionen pro Nacht? Urinvolumen pro Miktion?
  - Harnstrahlstärke? Zweizeitige Miktion? Initiales Warten? Restharngefühl?
  - Starker/imperativer Harndrang? Dysurie? Algurie?
  - Makrohämaturie?
- **Fragen zu Begleitumständen bei der Frau**
  - Prä-/postmenopausal? Menstruationszyklus? Ovulationshemmer? Hormonsubstitution?
  - Schwangerschaften und Spontangeburten? Dammriss? Episiotomie?
  - Dyspareunie? Vaginaler Pruritus/Ausfluss? Status nach Hysterektomie und/oder Adnexektomie?
- **Stuhlanamnese**
  - Obstipation? Diarrhoe? Status nach Sigmadivertikulitis?
- **Sexualanamnese**
- **Begleiterkrankungen**
  - Neurogene Leiden (z.B. Multiple Sklerose, M. Parkinson)
  - Stoffwechselkrankheiten (z.B. Diabetes mellitus)
  - Kardiale Erkrankungen
  - Alkohol- und Nikotinkonsum
  - Trauma (Gehirn, Wirbelsäule, Becken)
  - Operationen (abdominal, retroperitoneal, transurethral, kleines Becken, Wirbelsäule)
  - Radiotherapie (Gehirn, Rückenmark, kleines Becken)
  - Psychoorganische Veränderungen (z.B. M. Alzheimer, zerebrovaskuläre Insulte)
- **Medikamentenanamnese**

Tab. 10.1: Gezielte Anamnese bei Harninkontinenz.

Medikamentengruppe	Einfluss auf die Miktion
Diuretika	Auftreten von Nykturie bei Einnahme am Abend
Cholinergika, Cholinesterasehemmer, Prostaglandine, Betablocker	Verstärkte Detrusorkontraktilität führt zu Drangsymptomatik
Anticholinergika (Antipsychotika, Antidepressiva, Antiparkinsonmittel, Sedativa, Opiate, Sartane), Calcium-Antagonisten	Verminderte Detrusorkontraktilität führt zu erschwerter Blasenentleerung und Harnretention
α-Rezeptoren-Blocker, ACE-Hemmer	Verminderter Auslasswiderstand am Blasenhals führt zu Belastungsinkontinenz
Muskelrelaxanzien, Benzodiazepine	Verminderter Tonus der quergestreiften Beckenbodenmuskulatur führt zu Belastungsinkontinenz

Tab. 10.2: Einfluss von Medikamenten auf die Miktion.

Durch eine ausführliche Medikamentenanamnese lassen sich gegebenenfalls medikamentöse Auslöser oder eine durch Medikamente bedingte Verschlechterung der Inkontinenz erkennen (☞ Tab. 10.2).

Sehr nützlich zur Erfassung des Krankheitsbildes ist ein **Blasentagebuch**, welches vom Patienten über mindestens 3 Tage geführt werden sollte. Zeitlich protokolliert werden die jeweilige Trinkmenge, Miktionsvolumina, Stärke des Harndranges, Menge des Urinverlustes, Gebrauch von Einlagen und Schmerzen. Das Blasentagebuch ist das wichtigste Instrument zur Erfassung der Harnblasensituation im Alltag und somit zur Beurteilung des Schweregrads der Funktionsstörung. Zusätzlich kann es zur zur Objektivierung des Therapieerfolges verwendet werden.

10.3.2. Klinische Untersuchung

Zur klinischen Untersuchung gehören ein Allgemeinstatus sowie ein gezielter Neurostatus mit Fokus auf die für den unteren Harntrakt relevanten Sakralnerven S2-S4 (Sensibilität der entsprechenden sakralen Dermatome sowie Analsphinktertonus und Bulbokavernosus-Reflex).

Bei der Frau

- klinische Untersuchung des äusseren Genitales (Hautveränderungen, Fehlbildung, Zystozele/Rektozele/Deszensus uteri/vaginae mit/ohne Valsalva, Hustentest bei voller Blase im Liegen und Stehen, Urethralkarunkel, Meatussklerose, vaginaler Ausfluss)
- Rektalpalpation (Analsphinktertonus zur Prüfung der intakten Beckenbodeninnervation)

Beim Mann

- klinische Untersuchung des äusseren Genitales (Epi-/Hypospadie? Meatusstenose? Maldescensus testis? Hodenatrophie?)
- Rektalpalpation (Analsphinktertonus, Prostatagrösse, -konsistenz, -druckdolenz)

Cave: Bei akuter Prostatitis kann die Rektalpalpation zur Urosepsis führen.

- Vier-Gläser-Probe bei Verdacht auf chronische Prostatitis: Gewinnung von Erststrahl-, Mittelstrahlurin, Prostataexprimat durch Prostatamassage und Postmassageurin
- Urethralabstrich bei Verdacht auf Urethritis (Chlamydien, Gonokokken, Ureaplasmen, Mykoplasmen) oder Erststrahlurin mit entsprechender PCR

Weitere in der allgemeinärztlichen Praxis durchführbare Abklärungen beinhalten einen Urinstatus und ggf. eine Urinkultur aus sauberem Mittelstrahlurin, bei Bedarf eine laborchemische Abklärung der Entzündungs- und Nierenparameter und des PSA bei Männern ab 45-50 Jahren sowie eine Restharnbestimmung.

10.3.3. Weiterführende Untersuchungen durch den Facharzt

Die durch den Urologen durchgeführte weitere ambulante Abklärung beinhaltet unter anderem die Harnflussmessung (Uroflowmetrie), Urethro-Zystoskopie sowie die (Video-)Urodynamik mit ggf. Beckenboden-Elektromyographie. Gegebenenfalls können auch eine Miktionszystourethrographie (MCUG) und/oder eine retrograde Urethrographie durchgeführt.

Eine fachärztliche Abklärung ist bei neurogener Blasenentleerungsstörung, extraurethraler Inkontinenz, Restharnmengen >100 ml, Fremdkörpern und bei jeder Makrohämaturie obligat.

10.4. Therapie

10.4.1. Konservative Massnahmen

Das Therapiekonzept der Blasenfunktionsstörungen bei Fehlen eines einfach zu behandelnden Auslösers, wie zum Beispiel einem akuten Harnwegsinfekt oder einer Prostatahyperplasie, beinhaltet meist eine kombinierte Therapie aus Beckenboden- oder Miktionstraining, Verhaltensänderung und medikamentöser Unterstützung.

Insbesondere bei der Harninkontinenz sind für den Behandlungserfolg die sinnvolle Kombination verschiedener Therapieformen sowie eine folgende Langzeitprophylaxe entscheidend. Eine Übersicht über die Therapieoptionen der häufigsten Inkontinenzformen zeigt Tab. 10.3.

Inkontinenzmaterial und Blasenkatheter

Bei einer starken Urininkontinenz mit pflegerischen und hygienischen Problemen beinhalten die Sofortmassnahmen oft die Anwendung von Hilfs-

Inkontinenzform	Therapieoptionen
Belastungs-inkontinenz	• **konservativ** - Beckenbodentraining - Elektrostimulation - Sphinkter-tonisierende Medikamente • **bei der Frau** - Pessare (☞ Abb. 10.2) - Östrogensubstitution • **operativ** - periurethrale Injektion von Quellmitteln - operative Behebung von Deszensus - Schlingenoperation - Sphinkterprothesen
Drang-inkontinenz	• **konservativ und medikamentös** - urogenitale Infektsanierung - Behandlung einer infravesikalen Obstruktion - Detrusor-relaxierende Medikamente (bei fehlendem Restharn) - Trink- und Miktionstraining - Verhaltensschulung - Elektrostimulation und Neuromodulation • **bei der Frau** - lokale Östrogentherapie • **operativ** - Sanierung einer infravesikalen Obstruktion - Botulinumtoxin A-Toxin-Injektionen in den Detrusor
Überlauf-inkontinenz	• **konservativ und medikamentös** - Behandlung einer infravesikalen Obstruktion - intermittierende Selbst-/Fremdkatheterisierung - transurethraler/suprapubischer Dauerkatheter • **operativ** - Sanierung einer infravesikalen Obstruktion

Tab. 10.3: Therapieoptionen der häufigsten Inkontinenzformen.

mitteln (Inkontinenzmaterial wie Einlagen und Pants). Bei Hautproblemen durch die Inkontinenz kann ein Urinalkondom bei Männern oder bei beiden Geschlechtern eine transurethrale oder suprapubische Katheterisierung zur Abheilung notwendig sein. Letztere sollte wenn möglich jedoch nur vorübergehend erfolgen. Bei langfristiger Katheterableitung muss auf einen Wechsel des Katheters alle 8-12 Wochen geachtet werden und wenn möglich auf eine Dauerableitung wegen des Kapazitätsvertlustes der Harnblase verzichtet werden. Hierbei kann ein entsprechendes Katheterventil tagsüber verwendet werden.

Katheterismus führt immer zu einer bakteriellen Besiedlung des unteren Harntraktes und wird in diesem Rahmen als "physiologische" Besiedlung – vergleichbar mit der des Darmtraktes – angesehen und als "asymptomatischen Bakteriurie" bezeichnet. Diese soll explizit nur bei systemischen Infektzeichen wie Fieber oder Schüttelfrost antibiotisch behandelt werden. Bei lokalen Beschwerden wie u.a. bei Blasen-/suprapubischen Schmerzen oder Dranginkontinenz kann mit Steigerung der Diurese oder Blasenspülungen Abhilfe geschaffen werden.

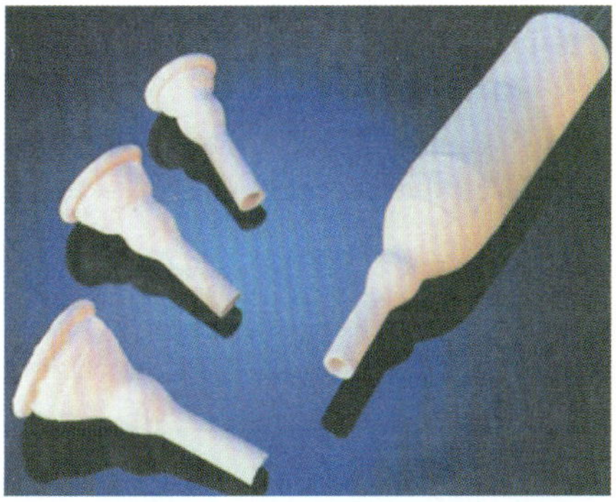

Abb. 10.1: Urinalkondome, welche beim Mann zur Urin-Ableitung über den Penis gestreift werden.

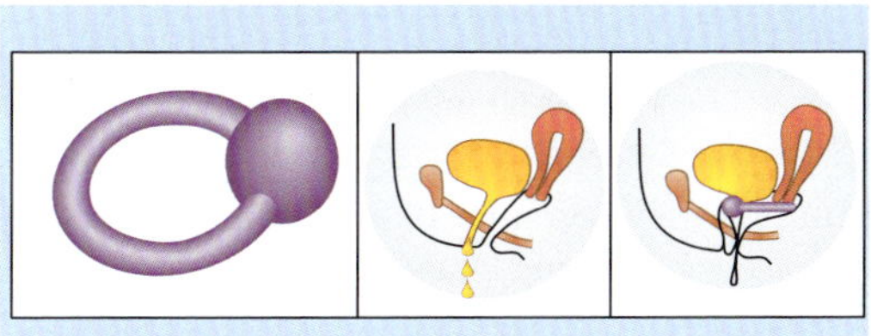

Abb. 10.2: Urethralpessar bei Belastungsinkontinenz: Durch Anheben des vesikourethralen Winkels wird die Belastungsinkontinenz behandelt.

Trink- und Miktionstraining

Oft reagieren Patienten mit imperativem Harndrang und/oder Inkontinenz mit einer Reduktion ihrer täglichen Trinkmenge, was die Urgesymptomatik jedoch zusätzlich verschlechtern kann. Eine Konzentrierung des Urins führt zur Erhöhung der Osmolarität aggressiver Harnsubstanzen, wodurch Urotheldefekte mit konsekutiver Bakterienadhärenz entstehen können.

Ziel des Trinktrainings ist es, durch eine regelmässige Trinkmenge ein **Urinvolumen von 2000-3000 ml/24 h** zu erreichen. Hilfreich dafür sind das Benutzen von grossen Gläsern und das Bereitstellen der Soll-Trinkmenge am Vormittag und Nachmittag.

Bei einer Drangsymptomatik soll das Miktionsvolumen durch Herauszögern der Miktion wieder verbessert werden. Ziel des Miktionstrainings ist ein **Miktionsvolumen von ca. 200-500 ml.** Ausserdem muss auf eine vollständige Blasenentleerung ohne Hast und ohne willkürliche Unterbrechung der Miktion geachtet werden.

Beckenbodentraining

Durch gezieltes Training des Beckenbodens können insbesondere die Belastungsinkontinenz und Deszensusbeschwerden bei der Frau verbessert werden. Auch sexuelle Funktionsstörungen können mit einer Kräftigung des Beckenbodens verbessert werden. Generell wird das Beckenbodentraining nach einem **3-Stufen-Konzept** aufgebaut:

1. Wahrnehmung der Beckenbodenmuskulatur

2. Erlernen der Aktivierung und Entspannung des Beckenbodens, Erlernen von reflexartiger und situationsgerechter Aktivierung und Integration in das Körperfunktionskonzept

3. Kräftigung des Beckenbodens und Integration in den Alltag als Langzeitprogramm.

Trainingshilfen können in Form von Kugeln oder Konen eingesetzt werden, welche vaginal eingeführt und durch die Beckenbodenaktivierung am Herausfallen gehindert werden.

Bei fehlender willkürlicher Aktivierbarkeit des Beckenbodens und Misserfolg der Beckenbodengymnastik und der primären Therapie (Trink- und Miktionstraining, Infektsanierung, Östrogene, medikamentöse Therapie) besteht die Möglichkeit einer **Elektrostimulation oder Neuromodulation.**

10.4.2. Medikamentöse Therapie

Hier werden tabellarisch die wichtigsten und häufig verwendeten Medikamente im Zusammenhang mit der Inkontinenz aufgeführt. Für Kontraindikationen, weitere Nebenwirkungen und Interaktionen sei auf das Arzneimittelkompendium verwiesen.

Antimuskarinika (Anticholinergika)

- Indikation: Drangbeschwerden, Dranginkontinenz, Pollakisurie, Nykturie, Blasenkrämpfe bei Katheterträgern
- Mechanismus: Parasympathikolytisch, Detrusor-relaxierend
- Kontraindikation: Engwinkelglaukom, relevanter Restharn (relative Kontraindikation)
- Nebenwirkungen (je nach Wirkstoff unterschiedlich ausgeprägt und häufig): Restharnbildung, Mundtrockenheit, Obstipation, Erhöhung des Augeninnendruckes, Akkommodationsstörungen, Tachykardie, Herzrhythmusstörungen, Verwirrtheit, Müdigkeit, Konzentrationsstörungen

Wirkstoff	Markenname	Dosierung
Darifenacin	Emselex® 7,5 mg/15 mg Tabletten	1 x 7,5-15 mg/d
Fesoterodin	Toviaz® 4 mg/ 8 mg Tabletten	1 x 4-8 mg/d
Oxybutynin	Ditropan® 5 mg Tabletten	3 x 5 mg/d
	Kentera® 36 mg Pflaster	1 x 36 mg/3d
Solifenacin	Vesicare® 5 mg/ 10 mg Tabletten	1 x 5-10 mg/d
Tolterodin	Detrusitol® SR 2 mg oder 4 mg Kapseln	1 x 2-4 mg/d
	Tolterodin Pfizer® 2 mg oder 4 mg Kapseln	1 x 2-4 mg/d
Trospiumchlorid	Spasmex® 20 mg Filmtabletten	2 x 20 mg/d
	Spasmo Urgenin Neo® 20 mg Dragées	2 x 20 mg/d

Tab. 10.4: Häufig verwendete Antimuskarinika (Anticholinergika).

Spasmolytika

- Indikation: Drangbeschwerden, Dranginkontinenz, Pollakisurie, Nykturie, Blasenkrämpfe bei Katheterträgern
- Mechanismus: Sympathikomimetisch, Detrusor-relaxierend
- Kontraindikation: schwere Hypertonie, relevanter Restharn, autonome Dysreflexie
- Nebenwirkungen: Hypertonie, Kopfschmerzen, Tachykardie

Wirkstoff	Markenname	Dosierung
Mirabegron	Betmiga® 25 mg oder 50 mg Retardtablette	1 x 25 oder 50 mg/d

Tab. 10.5: Spasmolytikum.

Noradrenalin-Serotonin-Reuptake-Inhibitoren

- Indikation: *off-label use* bei Belastungsinkontinenz
- Mechanismus: Nebeneffekt Sphinkter-tonisierend
- Kontraindikation: gleichzeitiger MAO-Hemmer, schwere Hypertonie
- Nebenwirkungen: Hypertonie, Kopfschmerzen, Nausea, Mundtrockenheit, Obstipation, Schlafstörungen

Cave: Entzugssymptomatik bei abruptem Absetzen (Schwindel, Hyperhidrose, Übelkeit, Erbrechen, Diarrhoe, Schlafstörungen)

Wirkstoff	Markenname	Dosierung
Duloxetin	Cymbalta® 30 mg oder 60 mg Kapseln	1 x 30-60 mg/d
	Duloxetin 30 mg oder 60 mg Kapseln	1 x 30-60 mg/d
Imipramin	Tofranil® 10 mg/ 25 mg Dragées	3 x 10-25 mg/d

Tab. 10.6: Noradrenalin-Serotonin-Reuptake-Inhibitoren, welche jedoch in der Schweiz für die Behandlung einer Belastungsinkontinenz nicht zugelassen sind (*off-label use*).

α-Rezeptor-Blocker

- Indikation: prostatogene Obstruktion (abgeschwächter Harnstrahl, Drangbeschwerden, Nykturie)
- Mechanismus: Sympathikolytisch, verminderter Abflusswiderstand Blasenhals/Prostata
- Kontraindikation: orthostatische Hypotonie
- Nebenwirkungen: Hypotonie, retrograde Ejakulationen

Wirkstoff	Markenname	Dosierung
Alfuzosin	Alfuzosin 2,5 mg	2-3 x 2,5 mg/d
	Alfuzosin 10 mg retard	1 x 10 mg/d
	Xatral® 2,5 mg Tabletten	2-3 x 2,5 mg/d
	Xatral® Uno 10 mg Tabletten	1 x 10 mg/d
Silodosin	Urorec® 4 mg oder 8 mg Kapseln	1 x 4 oder 8 mg/d
Tamsulosin	Pradif® T 0,4 mg Kapseln	1 x 0,4 mg/d
	Omix Ocas® 0,4 mg Kapseln	1 x 0,4 mg/d
	Tamsulosin 0,4 mg	1 x 0,4 mg/d
	Tamsunax® 0,4 mg	1 x 0,4 mg/d
Terazosin	Hytrin® BPH 1 mg/2 mg/5 mg Tabletten	1 x 1-20 mg/d

Tab. 10.7: α-Rezeptor-Blocker.

Muskarinika (Cholinergika)

- Indikation: Restharn ohne infravesikale Obstruktion (nur bei urodynamisch belegter Restfunktion des Detrusors anwendbar)
- Mechanismus: Detrusor-tonisierend
- Kontraindikation: Asthma, Bradykardie, Hypotonie, AV-Überleitstörung, Ileus
- Nebenwirkungen: vermehrtes Schwitzen, Bradykardie, Hypotonie, Hypothermie

Wirkstoff	Markenname	Dosierung
Bethanechol	Myocholine-Glenwood® 10 mg/ 25 mg Tabletten	1-4 x 25-50 mg/d

Tab. 10.8: Cholinerg-wirkende Medikamente.

Lokale Östrogene

- Indikation: postmenopausale Belastungsinkontinenz, Urethralsyndrom (= Dysurie, Pollakisurie, schmerzhafte Harnröhre ohne Nachweis eines akuten Infektes), Dyspareunie, postoperativ zur Wunheilung nach vaginalen Eingriffen
- Wirkung: Stärkung des urogenitalen Epithels, Verbesserung der genitalen Flora und des pH-Werts
- Kontraindikation: Brust- oder Endometriumkarzinom, erhöhtes thromboembolisches Risiko
- Nebenwirkungen: lokaler Juckreiz, Brennen

Cremen	
Blissel®	50 µg E3 in 1,0 g Creme pro Applikation
Oestro-Gynaedron®	50 µg E3 in 1,0 g Creme pro Applikation
Ovestin®	50 µg E3 in 0,5 g Creme pro Applikation
Ovula/Kapseln/Tabletten	
Ovestin® Ovulum	50 µg E3 pro Ovulum
Vagifem®	25 µg E2 pro Vaginaltablette
Vagifem® 10 Mikrogramm	10 µg E2 pro Vaginaltablette
Vaginalring	
Estring®	7,5 µg E2 pro 24 h

Tab. 10.9: Präparate zur lokalen Östrogentherapie. **E3** = Estriol, **E2** = Estradiol.

10.4.3. Operative Therapieoptionen

Botulinum-A-Toxin-Injektionen

Bei ausgeprägter therapierefraktärer Speichersymptomatik aufgrund urodynamisch verifizierter Detrusorüberaktivität können **Botulinum-A-Toxin-Injektionen** in den Detrusor (☞ Abb. 10.3) eine Therapieoption mit einer durchschnittlichen Wirkdauer von 6-9 Monaten darstellen. Der Therapieerfolg ist individuell unterschiedlich, und es kann bei diesem Verfahren zu einer passageren

Restharnerhöhung mit dann notwendiger Harnableitung mittels intermittierendem Selbstkatheterismus oder Einlage eines Dauerkatheters kommen.

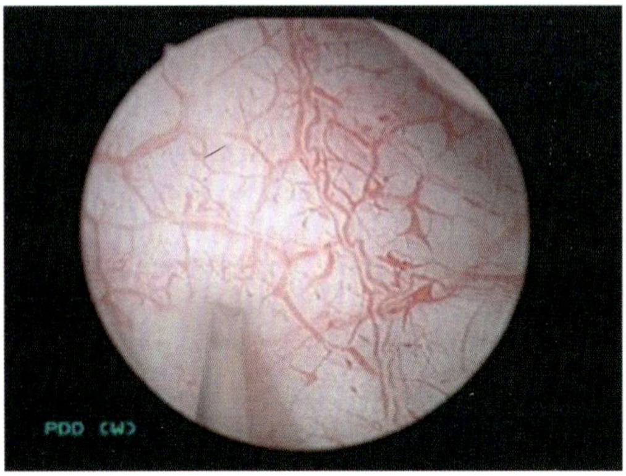

Abb. 10.3: Injektion von Botulinum-A-Toxin in den Detrusor (neben einem sogenannten Hunner'schen Ulcus bei interstitieller Zystitis).

Bulking agents

Bei der Belastungsinkontinenz kann durch eine **paraurethrale Injektion** sogenannter *Bulking agents* (Quellmittel wie zum Beispiel Hyaluronat und Dextranomer) eine Verbesserung der Inkontinenz über einige Monate bis wenige Jahre erreicht werden.

Urethrasuspension

Bei Belastungsinkontinenz werden zur Unterstützung der anatomischen Lage der Harnröhre Schlingenoperationen durchgeführt. Bei Frauen ist dies das "***tension free vaginal tape***" (TVT, ☞ Abb. 10.4), welches retropubisch oder oder als Variante transobturatorisch platziert werden kann, und in dieser Form als das "***transobturatoric tape***" (TOT oder TVT-O) bekannt ist. Auch bei Männern werden heute wieder vermehrt Schlingenoperationen bei Belastungsinkontinenz durchgeführt. Hier werden sie im Englischen "*male-sling*" und auf Deutsch **Urethrasuspension** genannt, wobei das Band um die bulbäre Harnröhre gelegt und mit leichtem Zug am Beckenknochen befestigt oder transobturatorisch oder suprapubisch ausgeleitet wird.

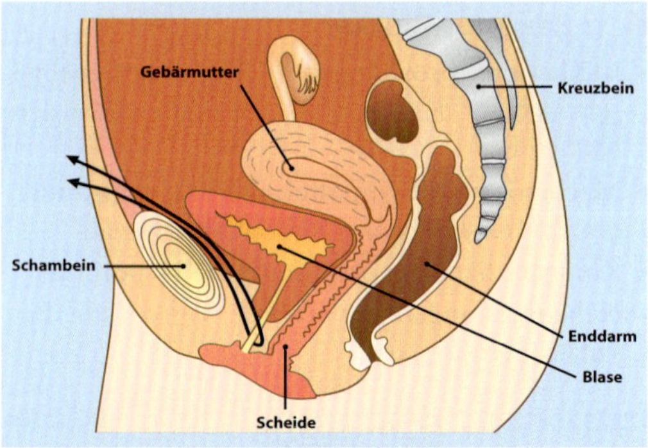

Abb. 10.4: Lokalisation eines TVT (*tension free vaginal tape*).

Sakrokolpopexie

Bei einer Descensus-Problematik und/oder Zystozele wird die Vagina am Promontorium des Os sacrum mittels Netzeinlage fixiert. Der Eingriff wird heute meist laparoskopisch und vermehrt roboterassistiert durchgeführt, kann aber auch transvaginal erfolgen. Die Rate an Rezidiv-Senkungen ist bei dieser Technik am niedrigsten, jedoch tritt bei 13-65 % der Fälle postoperativ eine demaskierte Belastungsinkontinenz auf, welche davor durch die Abknickung der Harnröhre nicht apparent war, weshalb in diesen Fällen sekundär ein TVT eingelegt wird.

Artifizieller Harnröhrensphinkter

Goldstandard der operativen Behandlung einer schweren Belastungsinkontinenz ist die Einlage eines **artifiziellen Harnröhrensphinkters** (☞ Abb. 10.5).

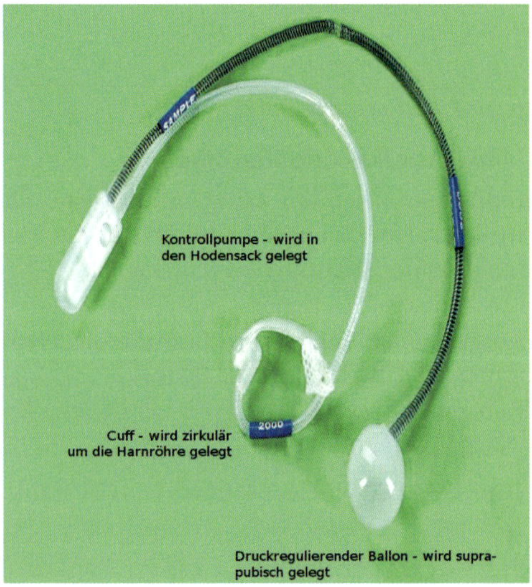

Abb. 10.5: Artifizieller Harnröhrensphinkter.

Über eine im Hodensack platzierte, manuell zu bedienende Pumpe kann die um die Urethra gelegte Manschette (Cuff) gefüllt und geleert werden. Das Ballonreservoir für die Flüssigkeit wird in der Leistenregion implantiert. Die Operation wird aufgrund der Komplexität und der relativen hohen Rate an peri- und postoperativen Komplikationen nur an spezialisierten Zentren durchgeführt.

10.4.4. Neuromodulative Verfahren

Unter dem Begriff "neuromodulativen Verfahren" werden Therapien zur Behandlung von therapierefraktären Harnblasenfunktionsstörungen zusammengefasst, welche somatosensorische Afferenzen von den Nerven elektrisch stimulieren, die über die spinalen Hinterhörner in die sakralen Rückenmarkssegmente münden (Nervus tibialis, Nervus pudendus und Sakralnerven S3/S4), wo sich die sakralen Zentren für die Harnblasensteuerung sowie Beckenbodensteuerung (S1-S4) befinden. Durch die Stimulation werden vermutlich sakrale sowie supraspinale Reflexkreisläufe moduliert, welche für die Harnblase und den Beckenboden von Bedeutung sind. Neuromodulative Verfahren können für neurogene sowie nicht-neurogene Harnblasenspeicher und nicht-obstruktive Entleerungsstörungen zur Anwendung kommen.

10.4.4.1. Transkutane Nervenstimulation (Nicht-invasiv)

Stimulation des Nervus tibialis (TNS)

- Formen: Perkutane tibiale Nervenstimulation (PTNS) mit Nadelelektroden, transkutane tibiale Nervenstimulation (TTNS)
- Indikation: Therapierefraktäre neurogene sowie nicht-neurogene Harnblasenspeicher und nicht-obstruktive Entleerungsstörungen
- Therapieschema: 1-2x/Woche Stimulationssitzungen für je 30 min (Total 12 Sitzungen)

Stimulation des Nervus pudendus (sog. Transkutane elektrische Stimulation des Nervus Pudendus = TENS-P)

- Formen: Bei Frauen mit Vaginal oder Anal-Elektrode, bei Männern mit Penis- oder Anal-Elektrode
- Indikation: Beckenschmerzsyndrome, inkl. *painful bladder syndrome*, therapierefraktäre neurogene sowie nicht-neurogene Harnblasenspeicher und nicht-obstruktive Entleerungsstörungen
- Therapieschema: 2x/d Stimulationssitzungen für je 20-30 min für 3 Monate

10.4.4.2. Sakrale Neuromodulation (SNM) (Invasiv)

Die sakrale Neuromodulation (SNM) bietet im Vergleich zur TNS und TENS eine invasive Form von Neuromodulation, wobei permanente *tined lead*-Elektroden in der Regel in die Sakralforamina S3 implantiert und mit einem subkutan-gluteal gelegenem Impulsgenerator verbunden werden. Die Stromabgabe findet somit kontinuierlich statt und nicht temporär wie bei TNS und TENS. Vor definitiver Implantation des Impulsgenerators erfolgt meist eine Testphase von ca. 2-4 Wochen Dauer, vor welcher als einzige permanente Komponente die *tined lead*-Elektrode implantiert wird, die über ein transkutan verlaufendes Verlängerungsskabel mit einem externen Impulsgenerator verbunden ist, so dass vor der definitiven Generator Implantation getestet werden kann ob der/die PatientIn auf die Therapie anspricht.

Diese Form der Therapie hat sich bei der nicht-neurogenen Harnblasenfunktionsstörung, z.B. idiopathische Drang- und Dranginkontinenz, aber auch der primären Sphinkter-Relaxationsstörung (Fowler-Syndrom) bewährt und findet häufig Anwendung. Bei der neurogenen Harnblasenfunktionsstörung scheint eine geringere Ansprechrate vorzuliegen, wobei die bislang vorliegende Datenlage auch bei dieser Therapie schwach ist, jedoch bei gut selektionierten PatientInnen gerechtfertigt ist.

Literatur

beim Verfasser

11. Hoden, Nebenhoden und Skrotum

11.1. Entzündliche Erkrankungen

11.1.1. Epididymitis

Ursachen

Das Erregerspektrum unterscheidet sich je nach Patientenalter. Bei sexuell aktiven Männern im Alter unter 35 Jahren finden sich häufig sexuell übertragbare Erreger (Chlamydien, Neisserien, Mycoplasmen, Ureaplasmen). Die Infektion geschieht hierbei kanalikulär-aszendierend aus der Harnröhre. Bei Patienten über 35-40 Jahren finden sich oft typische uropathogene Keime aus der Gruppe der Enterobacteriaceae, wie z.B. *E. coli*, *Klebsiella pneumoniae* oder *Proteus mirabilis*. Die Infektion geht hierbei meist kanalikulär-deszendierend von der Harnblase aus nach vorausgehender Zystitis oder Prostatitis. Typische prädisponierende Faktoren sind eine Blasenentleerungsstörung mit Restharnproblematik. Auch eine iatrogene Infektion nach transurethralen Eingriffen ist möglich.

Eine hämatogene Übertragung erfolgt in der Regel bei tuberkulöser Epididymitis oder Epididymitis bei Kindern.

Als nichtinfektiöse Ursache ist eine vorausgehende Vasektomie oder eine medikamenteninduzierte Epididymitis, z.B. durch Amiodaron, möglich.

Symptomatik

Eine Epididymitis präsentiert sich meist als akute, einseitige, schmerzhafte Schwellung des Nebenhodens mit Rötung und Überwärmung der Skrotalhaut. Die Symptomatik beginnt in der Regel im Nebenhodenschwanz und kann sich nach distal bis in den Bereich des Nebenhodenkopfes oder des Hodengewebes selbst ausbreiten. Es kann Fieber oder Schüttelfrost auftreten.

Diagnostik

Bei sexuell aktiven Patienten ist eine Sexualanamnese, insbesondere nach ungeschütztem Geschlechtsverkehr, unerlässlich. Von Bedeutung ist weiterhin, ob die Partnerin oder der Partner ebenso Symptome einer Infektion aufweist. Weiterhin muss nach urethralem Ausfluss gefragt werden. Bei älteren Patienten liegt der Fokus auf der Miktionsanamnese, um eine obstruktive Blasenentleerungsstörung als Ursache zu evaluieren.

▶ Klinische Untersuchung

Palpatorisch ist der Nebenhoden vergrössert, druckdolent und kann ebenso verhärtet sein. Die Skrotalhaut kann gerötet und überwärmt sein. Das Prehn`sche Zeichen ist positiv, d.h. durch Anheben des Hodens kommt es zur Schmerzreduktion. Weiterhin sollten der Meatus urethrae externus auf Vorliegen einer Meatusenge beurteilt werden und eine Prostatapalpation erfolgen zum Ausschluss einer begleitenden Prostatitis.

▶ Sonographie

Mittels Ultraschall kann ein vergrösserter, hyperperfundierter, oft parenchymatös aufgelockerter Nebenhoden abgegrenzt werden. Häufig zeigt sich eine Begleithydrozele testis. Wichtig ist hierbei, eine begleitende Orchitis oder komplizierende Faktoren der Epididymitis, vor allem eine Abszessbildung, auszuschliessen. Differentialdiagnostisch ist ebenso der Ausschluss einer akuten Hodentorsion wichtig. Zusätzlich sollte eine Restharnbestimmung erfolgen.

▶ Urin-/Labordiagnostik

Als Primärdiagnostik sollte eine Zwei-Gläser-Probe (Erst- und Mittelstrahlurin) erfolgen zur Untersuchung auf folgende Keime: Gram-positive/negative Bakterien, *Chlamydia trachomatis*, *Neisseria gonorrhoeae*, Mycoplasmen, Ureaplasmen. Das Urinsediment zeigt häufig eine Leukozyturie.

Laborchemisch zeigen sich die Entzündungswerte (Leukozyten, CRP) meist erhöht.

Differentialdiagnosen

- Hodentorsion (☞ Kap. 11.4.1.)
- Samenstrang-, Hydatidentorsion
- Primäre Orchitis
- Begleitepididymitis bei Hodentumoren
- Hodentumor

Therapie

▶ Antibiotikatherapie

Eine Antibiotikatherapie sollte sofort und noch vor der Identifikation des Erregers beginnen – obligat ist jedoch die vorherige Abnahme einer Urinkultur. Bei Verdacht von sexuell übertragbaren Erregern sollte primär eine Therapie mit Fluorchinolonen mit guter Empfindlichkeit gegen Chlamydien oder eine Tetrazyklin-Therapie erfolgen. Bei vermuteten typischen uropathogenen Erregern wird eine Therapie mit Fluorchinolonen empfohlen. Eine Übersicht gibt Tab. 11.1.

Bei sexuell übertragbaren Erregern ist eine Partnertherapie unerlässlich, um Reinfektionen zwischen den Partnern zu vermeiden. Bei Frauen wird ebenso eine gynäkologische Vorstellung empfohlen.

Vermuteter Erreger	Therapieempfehlung
Neisseria gonorrhoeae	Ceftriaxon 500 mg i.m. (Einmaldosis) + Azithromycin 1g p.o. (Einmaldosis)
Chlamydia trachomatis	Doxycyclin 100 mg 1-0-1 für 10-14 Tage (1. Wahl) Levofloxacin 500 mg 1-0-0 für 10-14 Tage (2. Wahl)
Enterobacteriaceae (u.a. *E. coli*)	Levofloxacin 500 mg 1-0-0 für 10-14 Tage

Tab. 11.1: Antibiotikatherapie bei Epididymitis.

▶ Symptomatische Therapie

Als begleitende konservative Therapiemassnahmen sollten eine körperliche Schonung, Hodenhochlagerung und intermittierende Kühlung des Skrotums erfolgen. Zusätzlich sollte eine antiphlogistische NSAR-Therapie für 7-10 Tage durchgeführt werden.

▶ Operative Therapie

Im Falle einer Abszedierung, die in 10-20 % der Fälle auftritt, muss eine umgehende operative Sanierung erfolgen. Neben einer Abszessinzision kann, je nach Befund, auch eine Epididymektomie oder Semikastration nötig werden.

Lässt sich eine Blasenentleerungsstörung (z.B. Urethrastriktur, Prostatasyndrom) als Infektursache nachweisen, sollte eine operative Sanierung im Verlauf erfolgen.

▶ Prognose

Bei fehlender konsequenter Therapie kann eine Epididymitis zum permanenten Verschluss der Nebenhodengänge mit konsekutiver Infertilität führen. Weiterhin besteht eine Chronifizierungsrate von 15 % zur Entwicklung einer chronischen Epididymitis.

11.1.2. Orchitis

Ursachen

Als häufigste Orchitisform lässt sich die Mumpsorchitis nachweisen, die sich in ca. 20-30 % aller postpubertären Männer nach durchgemachter Mumpsinfektion entwickelt. Die Wahrscheinlichkeit des Auftretens hängt hierbei von der Impfrate der lokalen Bevölkerungsgruppe ab. Die Infektion des Hodens erfolgt hierbei hämatogen.

Weiterhin kann sich eine Orchitis aus einer Epididymitis im Sinne einer Epididymorchitis entwickeln, als auch Folge einer systemischen Infektion (Tuberkulose, Lues, Brucellose) sein.

Symptomatik

Die klinische Symptomatik gleicht der Epididymitis mit Schwellung, Rötung und Überwärmung des Hodens.

Diagnostik

Anamnestisch muss eine vorausgehende Mumpserkrankung, die sich als Parotitis manifestiert, erörtert werden.

Die weitere klinische, sonographische und laborchemische Diagnostik erfolgt analog der Abklärung einer Epididymitis.

Therapie

▶ Erregergerichtete Therapie

Bei Nachweis einer Mumpsorchitis sollte eine Interferon-alpha-Therapie (1 Mio. IU/Tag 3x täglich) für 7 Tage erfolgen.

Im Falle einer bakteriellen Infektion muss eine erregergerichete antibiotische Therapie erfolgen.

▶ Symptomatische Therapie

Die konservative Begleittherapie mit Antiphlogistika, Hodenhochlagerung und Kühlung ist analog der Therapie der Epididymitis.

▶ Operative Therapie

Sollte sich ein komplizierender Verlauf mit Abszedierung zeigen, so muss eine operative Abszessinzision oder gar Semikastratio erfolgen.

Prognose

In ca. 20 % der Fälle einer Mumpsorchitis manifestiert sich eine bilaterale Orchitis, die ein Risiko einer testikulären Atrophie und einer Spermatogenesestörung (Azoospermie) darstellt.

11.1.3. Fournier-Gangrän (Morbus Fournier)

Der Morbus Fournier ist eine akut verlaufende Gangrän der Damm-, Skrotal- und Penisschaftfaszie und stellt eine Sonderform der nekrotisierenden Fasziitis dar.

Ursachen

Prädisponierend für eine Fournier-Gangrän sind inadäquat behandelte anale oder urogenitale Infektionen. Weiterhin prädisponierend sind urogenitale Manipulationen, z.B. durch manuelle Selbsteröffnung oberflächlicher Hautläsionen. Auch eine Dauerkatheterversorgung, sowie urogenitale oder perineale Voroperation können eine Ursache darstellen. Weitere prädisponierende Faktoren sind ein geschwächtes Immunsystem, beispielsweise im Rahmen einer Systemerkrankung, und ein Diabetes mellitus.

Das Erregerspektrum stellt sich meist als Mischinfektion aus gasbildenden anaeroben und aeroben Keimen dar. Das polymikrobielle Spektrum besteht aus *Staphylococcus aureus*, Streptokokken, Klebsiellen, *E. coli* und Clostridien, die durch Endotoxinsekretion eine Gewebsnekrose und eine systemische Entzündungsreaktion bis hin zum Multiorganversagen verursachen können.

Symptomatik

Klinisch lässt sich eine akut progrediente Schwellung des Genitalbereichs mit Ödembildung, Induration und lokalen Schmerzen nachweisen. Begleitend treten allgemeine Krankheitssymptome (Fieber, Schüttelfrost, Abgeschlagenheit) auf, die sich rasch zur Sepsis entwickeln können.

Innerhalb eines kurzen Zeitraumes von wenigen Stunden können sich ausgedehnte Nekrosen entwickeln.

Diagnostik

Anamnestisch ist oft keine Ursache eruierbar, da die Erregereintrittspforte meist durch nicht erinnerliche Mikrotraumen entsteht. Die Diagnosestellung erfolgt hierdurch in bis zu 40 % verzögert. Grundvoraussetzung zur Diagnosestellung ist daher eine aufmerksame Sensibilität des Arztes, bei unklarer genitaler Schwellung an die Fournier-Gangrän zu denken.

Klinische Untersuchung

Begleitend zur genitalen Schwellung lassen sich kleine Nekrosezonen nachweisen, die sich rasch ausbreiten können. Aufgrund gasbildender Bakterien kann die Haut krepitieren und in fortgeschrittenem Stadium kann ein faulig riechendes Exsudat auftreten.

Bildgebung

Es besteht keine Indikation zur Bildgebung, da die klinische Sofortdiagnose entscheidend ist.

Erregernachweis

Intraoperativ sollte durch Abstrich- oder Gewebeentnahme eine bakteriologische Untersuchung erfolgen.

Therapie

Operativ

Eine umgehende, notfallmässige grosszügige Exzision des nekrotischen Gewebes ist lebensnotwendig. Eine verzögerte chirurgische Intervention – später als 24 Stunden nach Diagnosestellung – geht mit einer erhöhten Mortalität einher. Je nach Ausmass der Nekrosen müssen mehrmalige Debridements innerhalb kurzer Zeit durchgeführt werden. Postoperativ muss eine intensivmedizinische Betreuung erfolgen. Je nach Ausmass der Gewebeexzision ist im Verlauf eine plastische Deckung der Defekte nach Ausheilung nötig.

Antibiotika

Eine sofortige, begleitende parenterale Breitband-Antibiotikatherapie ist obligat.

Prognose

Aufgrund des raschen Fortschreitens der Infektion bei fehlender umgehender Therapie weist die Fournier-Gangrän eine Mortalität von 10 % auf.

11.2. Erkrankungen der Hodenhüllen und -gefässe

11.2.1. Varikozele

Eine Varikozele ist eine häufige Gefässanomalie, die bei ca. 12 % der erwachsenen Männer nachweisbar ist. Sie hat keinen grundsätzlichen Krankheitswert, kann jedoch je nach Ausprägungsgrad

Symptome verursachen. So kann eine Varikozele die Spermatogenese beeinträchtigen und ist bei 25 % der Männer mit abnormalem Spermiogramm nachweisbar.

Ursachen

Die häufige primäre Varikozele tritt in der Regel linksseitig (zu 80 %) auf und beruht auf einer Klappeninsuffizienz der linksseitig rechtwinklig in die Vena renalis einmündenden Vena testicularis. Hierdurch kommt es zu einem Rückstau des venösen Blutes, der sich unterhalb des Leistenkanals in den venösen Plexus pampiniformis des Samenstranges fortleitet. Auch eine Druckerhöhung der linken Vena renalis infolge einer Kompression kann zu einer Klappeninsuffizienz mit Varikozelenbildung führen. Rechtsseitig mündet die Vena testicularis mit einem anatomisch günstigeren Mündungswinkel direkt in die Vena cava.

Einer sekundären oder symptomatischen Varikozele liegt eine venöse Einflussstauung infolge retroperitonealer Raumforderungen (z.B. Nierentumor, Lymphom), Ruptur oder Thrombosierung des Plexus pampiniformis zugrunde. Sie kann auf beiden Seiten auftreten. Hinweisend auf eine sekundäre Varikozele kann ein plötzliches Auftreten, vor allem bei älteren Männern, sein.

Symptome

Häufig wird von einem einseitigen Schweregefühl des Hodens mit zunehmender Schwellung, besonders im Stehen, berichtet.

Begleitsymptome einer Varikozele können darstellen:

- Subfertilität/Infertilität
- Hypogonadismus
- Eingeschränkte ipsilaterale Hodenentwicklung

Klassifikation (WHO)

Grad	Charakteristik
subklinisch	Varikozele nur duplexsonographisch nachweisbar, nicht sichtbar oder tastbar
1	Varikozele nur unter Valsalva tastbar
2	Varikozele in Ruhe tastbar, nicht sichtbar
3	Varikozele sichtbar und tastbar in Ruhe

Diagnostik

Anamnestisch müssen oben genannte Symptome eruiert werden. Insbesondere muss ein unerfüllter Kinderwunsch angesprochen werden. Um Differentialdiagnosen abzugrenzen, ist die Art des Beschwerdebeginns, ob langsam oder plötzlich, entscheidend.

Klinische Untersuchung

Je nach Ausprägung und Grad der Varikozele kann diese nur getastet oder auch gesichtet werden (☞ Abb. 11.1). Palpiert werden hierbei verdickte Venenäste des Plexus pampiniformis, die kranial des Hodens entlang des Samenstrangs verlaufen. Die Palpation kann schmerzhaft sein. Der Patient wird zunächst in stehender Position untersucht, wobei sich die insuffizienten Venen füllen. Im Liegen fliessen die insuffizienten Venen bei primärer Varikozele wieder ab. Im Falle einer sekundären Varikozele bleibt die venöse Füllung im Liegen bestehen, da die Ursache keine venöse Insuffizienz, sondern eine Abflussbehinderung, z.B. im Rahmen einer Tumorerkrankung, darstellt.

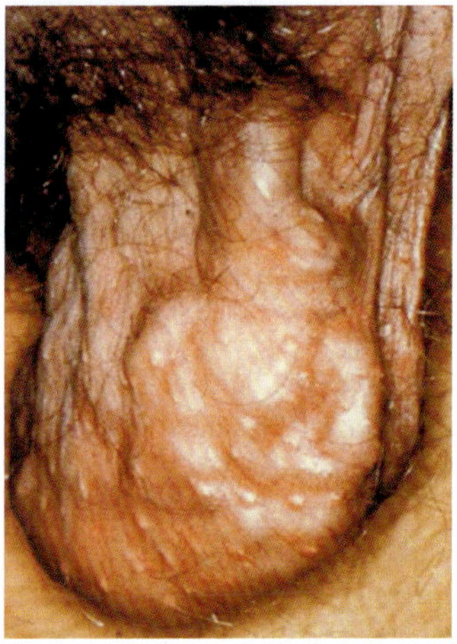

Abb. 11.1: Sichtbare Varikozele Grad III im Stehen.

Sonographie

Duplexsonographisch wird die Diagnose bestätigt. Hierbei kann unter Valsalva-Manöver eine venöse Insuffizienz mit retrograder Venenfüllung innerhalb des Plexus pampiniformis nachgewiesen werden (☞ Abb. 11.2). Eine Varikozele kann sich hierbei als Vergrösserung einzelner Venen (>3,5 mm) oder als Ausbildung eines Venenkonvulutes präsentieren (☞ Abb. 11.3).

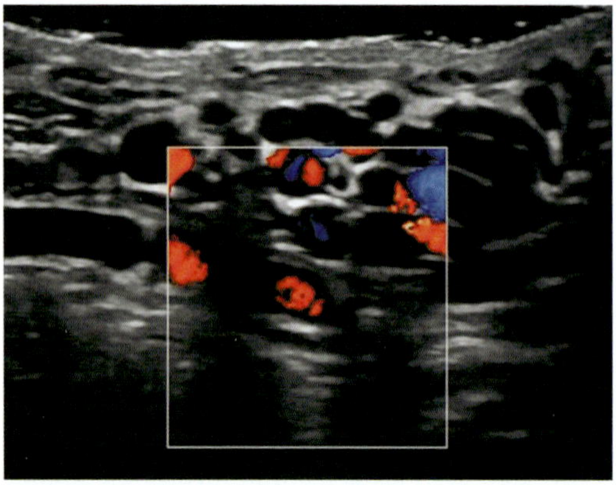

Abb. 11.2: Duplexsonographischer Nachweis einer venösen Insuffizienz.

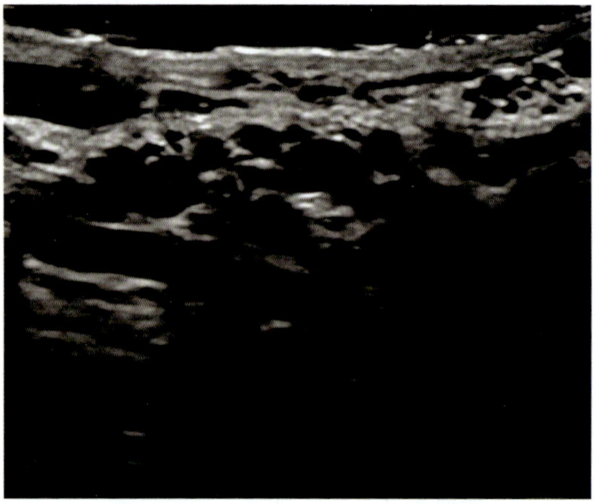

Abb. 11.3: Sonographischer Nachweis eines Venenkonvulutes.

Wichtig ist hierbei die beidseitige Beurteilung. Begleitend ist ebenso die Beurteilung des Hodens von Bedeutung inklusive der Parenchymstruktur und des Hodenvolumens. Ein kleinvolumiger ipsilateraler Hoden (<12 ml) kann auf eine testikuläre Entwicklungsstörung als Folge der Varikozele hinweisen. Begleitend sollten Tumore der Niere und des Retroperitoneums als Ursache einer sekundären Varikozele ausgeschlossen werden.

▶ Fertilitätslabor und Spermiogramm

Im Falle eines unerfüllten Kinderwunsches und Varikozelennachweis sollte ein Fertilitätslabor mitsamt Follikel-stimulierendem Hormon (FSH), Luteinisierendem Hormon (LH) und Testosteronwertbestimmung erfolgen. Erhöhte FSH-Werte weisen auf eine Spermatogenesestörung hin. Erhöhte LH-Werte liegen bei einer Testosteronsynthesestörung vor mit begleitend erniedrigtem Gesamttestosteron.

Präoperativ sollte bei unerfülltem Kinderwunsch die Durchführung eines Spermiogramms erfolgen, um eine Spermatogenesestörung nachzuweisen. Hierbei kann eine Oligozoospermie (<15 Mio. Spermien/ml), eine Asthenozoospermie (<32 % schnell bewegliche Spermien) oder eine Teratozoospermie (<4 % normale Formen) nachgewiesen werden.

Differentialdiagnosen

- Leistenhernie
- Hydrozele testis
- Hydrozele funiculi spermatici
- Hodentorsion
- Retroperitoneale Pathologie mit sekundärer Varikozele

Therapie

Es stehen zahlreiche Therapieverfahren zur Verfügung, die allesamt allgemeine und spezielle Risiken aufweisen. Eine grundsätzliche Empfehlung kann nicht gegeben werden, wobei sich aufgrund des geringen Rezidivrisikos die mikrochirurgische Technik als eine wesentliche Technik etabliert hat. Aufgrund der hohen Prävalenz einer meist asymptomatischen Varikozele besteht das Risiko einer Übertherapie, so dass die Indikation zur Operation sorgfältig gestellt werden muss.

Der genaue Zusammenhang zwischen einer reduzierten Fertilität und einer Varikozele ist unklar. Metaanalysen konnten jedoch zeigen, dass eine operative Sanierung eine Verbesserung der Samenqualität zur Folge hat.

Als Therapieindikationen gelten:

- Schmerzhafte Varikozele
- Beidseitige Varikozele
- Unerfüllter Kinderwunsch mit pathologischem Spermiogramm
- Spermatogenesestörung mit Erhöhung des Follikel-stimulierenden Hormons (FSH) oder erniedrigtem Testosteronwert
- Kindliche Varikozele mit Hodenatrophie

Keine Indikation zur Varikozelentherapie stellt dar:

- Asymptomatische Varikozele mit normalem Spermiogramm oder Azoospermie

▶ Suprainguinale Operationsverfahren

- **Operation nach Bernardi:** Hierbei wird eine Ligatur der Vasa testiculares retroperitoneal zwischen Spina iliaca anterior superior und Nierenvene durchgeführt
- **Operation nach Palomo:** Durchtrennung der Vasa testiculares etwas weiter kaudal als bei der Operation nach Bernardi. Die venenselektive Durchtrennung (arterien- und lymphgefässschonende Technik) senkt die Rate an Hydrozelen, die Rezidivrate ist jedoch erhöht

Die Operationstechniken sind auch laparoskopisch oder retroperitoneoskopisch durchführbar. Im Vergleich zur offenen OP-Technik existieren jedoch keine klinischen Vorteile bei der laparoskopischen Technik.

▶ Inguinale Operationsverfahren

- **Operation nach Ivanissevich:** Hierbei erfolgt eine inguinale Samenstrangfreilegung und Ligatur sämtlicher Venen in Höhe des inneren Leistenrings oder darunter mit Hilfe eines Operationsmikroskops
- **Retrograde Varikozelen-Sklerosierung:** Über einen transfemoralen Zugang wird angiographisch die Vena testicularis retrograd sklerosiert/embolisiert
- **Antegrade Varikozelen-Sklerosierung (nach Tauber):** Nach skrotaler Präparation des Samenstrangs erfolgen die Freilegung einer Varikozelenvene und die Injektion eines Sklerosierungsmittels

▶ Mikrochirurgische Operationsverfahren

Über einen hochskrotalen bzw. inguinalen Schnitt erfolgt der Zugang zum Samenstrang. Der Funiculus spermaticus wird über einem Spatel exponiert, die refluxiven Testikularvenen werden unter dem Mikroskop unter Schonung der Lymphgefässe und Arterien präpariert, ligiert und durchtrennt.

Die mikrochirurgische Varikozelenligatur stellt eine minimal-invasive OP-Technik dar, deren geringe Morbidität sich von den anderen Therapieverfahren abhebt.

Komplikationen

In Folge einer Sklerosierungstherapie ist eine Kontrastmittelreaktion, Epididymitis, vaskuläre Perforation oder eine Thrombophlebitis möglich. Weiterhin besteht die Gefahr einer Hodeninfarzierung (<1 %) im Rahmen der antegraden Sklerosierung durch eine arterielle Fehlpunktion oder bei Extravasation des Sklerosierungsmittels.

Im Rahmen der operativen Verfahren kann sich ein Skrotalhämatom, ein arterieller Gefässschaden mit Hodenatrophie oder eine Hydrozele testis (ca. 1 % bei selektiver Unterbindung) entwickeln.

Tabelle 11.2 gibt einen Überblick über die Rezidivrate der einzelnen Verfahren.

Therapieform	Rezidivrate
Interventionell	
Antegrade Sklerosierung	9 %
Retrograde Sklerosierung	10 %
Retrograde Embolisation	4-10 %
Operativ	
Inguinaler Zugang	13 %
Hohe Ligatur	29 %
Mikrochirurgischer Zugang	0,8-4 %
Laparoskopischer Zugang	3-7 %

Tab. 11.2: Rezidivrate ausgewählter Therapien.

11.2.2. Hydrozele testis

Ursachen

Im Laufe des Hodendeszensus von intraabdominal nach skrotal folgt der Hoden einer Ausstülpung des parietalen Peritoneums, die als Processus vaginalis peritonei bezeichnet wird. Diese stellt initial eine offene Verbindung zwischen Bauchraum und Skrotum dar. Normalerweise kommt es spätestens innerhalb der ersten Lebensmonate zur Obliteration der Peritonealblätter im Bereich des Samenstranges. Bei Ausbleiben der Obliteration bleibt eine intraabdominale Verbindung bestehen, so dass eine Hydrozele entstehen kann. Dies wird als angeborene Form bezeichnet.

Bei der erworbenen Form einer Hydrozele kommt es reaktiv bei Entzündungen, Traumata, Hodentorsion oder Tumoren zu einer vermehrten Flüssigkeitsproduktion peritestikulär mit Hydrozelenbildung innerhalb der Tunica vaginalis testis.

Klassifikation

Hydrozele testis
Flüssigkeitsansammlung zwischen den beiden Blättern der Tunica vaginalis testis (äussere Hodenhülle)
Hydrozele funiculi spermatici (Funikulozele)
Flüssigkeitsansammlung in einem oder mehreren nicht obliterierten Anteilen des Processus vaginalis peritonei
Hydrozele communicans
Persistierende Öffnung des Processus vaginalis peritonei zum Bauchraum mit wechselnden Flüssigkeitsmengen skrotal

Symptomatik

Eine Hydrozele testis ist meist asymptomatisch. Erst bei deutlicher Grössenzunahme kann es zu einem Schweregefühl und zu mechanischer Beeinträchtigung beim Sitzen, Gehen und bei körperlicher Betätigung kommen. Teilweise kommt es zu irritativen oberflächlichen Hauterosionen der angrenzenden Oberschenkelinnenseiten.

Diagnostik

Anamnestisch wird häufig von einer langsam progredienten, asymptomatischen Schwellung des Skrotums berichtet. Bei Grössenzunahme wird oft eine "Hodenverhärtung" beschrieben, da sich der Befund sehr prall tastet.

▶ Klinische Untersuchung

Inspektorisch zeigt sich eine einseitige Genitalschwellung. Palpatorisch zeigt sich eine prall-elastische, teils auch verhärtete Schwellung des Skrotalfaches. Die Palpation ist in der Regel nicht schmerzhaft. Je nach Ausprägung können der Hoden und Nebenhoden palpatorisch nicht abgegrenzt werden. Die Hydrozele kann sich bis in den Leistenkanal nach kranial ausdehnen.

▶ Sonographie

Sonographisch zeigt sich eine hypoechogene, echofreie, zystische Flüssigkeitsansammlung peritestikulär innerhalb der Tunica vaginalis testis (☞ Abb. 11.4). Die Hydrozele kann hierbei gekammert sein und aus mehreren nicht-kommunizierenden Flüssigkeitskollektionen bestehen. Bei entzündlicher oder traumatischer Hydrozele kann gelegentlich eine Septierung oder Einblutung (Hämatozele) nachgewiesen werden. Essentiell ist die Beurteilung des Hodenparenchyms und der Hodenperfusion zum Ausschluss von Differentialdiagnosen.

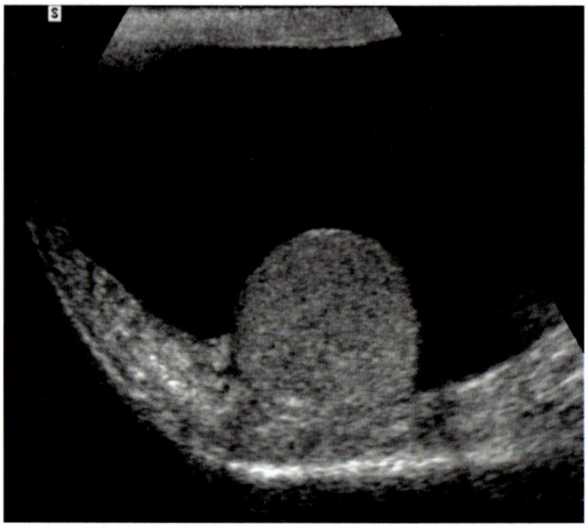

Abb. 11.4: Hoden mit umgebender Hydrozele testis.

Differentialdiagnosen

Spermatozele
Klinisch-palpatorisch teilweise nicht abzugrenzen. Sonographischer Nachweis einer Flüssigkeitsansammlung im Nebenhodenbereich.
Hodentumor
Klinisch ebenso als Verhärtung, meist knotig palpabel. Sonographisch hypoechogene, jedoch nicht echofreie Struktur mit Hyperperfusion.
Epididymitis
Palpatorisch druckdolenter, vergrösserter Nebenhoden mit skrotaler Überwärmung und Rötung. Sonographisch vergrösserter, hyperperfundierter Nebenhoden.
Hodentorsion
Akute Genese mit plötzlich einschiessendem Genitalschmerz. Palpatorisch druckdolenter Hoden mit Schwellung und Hodenquerstand. Sonographischer Nachweis einer Hodenminderperfusion.
Inguinoskrotalhernie
Palpatorisch weicher, verschieblicher Bruchinhalt mit auskultatorischen Darmgeräuschen intraskrotal. Sonographischer Nachweis von Darm.

Therapie

Konservativ

Bei fehlender Symptomatik besteht keine Therapieindikation. Es kann der Spontanverlauf abgewartet werden mit Planung einer Operation bei störender Grössenprogredienz oder Symptomatik. Eine spontane Rückbildung ist nicht zu erwarten. Eine Punktion der Hydrozele ist nicht zu empfehlen, da nur eine vorübergehende Besserung zu erwarten ist mit hohem Risiko eines Rezidivs und ebenso erhöhtem Infektionsrisiko.

Operativ

Das Ziel der Operation ist die Schaffung einer Verbindung zwischen der Tunica vaginalis testis und dem skrotalen Subkutangewebe, so dass eine persistierende peritoneale Flüssigkeitsabsonderung über das Subkutangewebe resorbiert werden und sich nicht innerhalb der Hodenhülle abkapseln kann. Der Zugang zur Hydrozelenresektion erfolgt in der Regel skrotal. Bei Verdacht eines begleitend vorliegenden Hodentumors sollte ein inguinaler Zugangsweg gewählt werden.

- **Hydrozelenresektion nach van Bergmann**: Es erfolgt die komplette Resektion der Hydrozelenwand mit anschliessender Überwendelungsnaht der Resektatränder
- **Hydrozelenresektion nach Winkelmann**: Bei kleinen Hydrozelen kann auf eine Resektion der Hydrozelenwand verzichtet werden mit lediglich Umschlagen der Hydrozelenwand hinter den Nebenhoden, wo die beiden Blätter miteinander vernäht werden
- **Epididymektomie**: Zur Minimierung des Rezidivrisikos und vor allem bei älteren Patienten mit abgeschlossener Familienplanung kann eine simultane Resektion des ipsilateralen Nebenhodens mitsamt der Hydrozelenmembran angeboten werden

11.2.3. Spermatozele

Ursachen

Die Häufigkeit einer Spermatozele liegt bei 1-7 %. Eine Spermatozele ist eine zystische Erweiterung der Samenwege. Sie stellt meist eine Erweiterung eines Vas efferens dar und entsteht seltener durch Erweiterung von Anhangsgebilden von Hoden oder Nebenhoden.

Symptomatik

Eine Spermatozele ist gewöhnlich asymptomatisch. Bei Grössenzunahme kann ein skrotales Spannungsgefühl oder eine mechanische Irritation der Skrotalhaut entstehen.

Diagnostik

Klinische Untersuchung

Es zeigt sich eine indolente, prall-elastische, teilweise auch verhärtete Schwellung, meist im Bereich des Nebenhodens. Der Nebenhoden kann hierdurch häufig nicht separat palpiert werden. Sie ist häufig ein Zufallsbefund im Rahmen der Abklärung einer knotigen Genitalschwellung, die initial oft an einen Hodentumor denken lässt.

Sonographie

Sonographisch zeigt sich eine zystische, hypoechogene, echofreie Struktur im Nebenhodenbereich (☞ Abb. 11.5). Eine Spermatozele kann sich als singuläre Zyste oder als septierter Befund präsentieren. Sonographisch ist eine Nebenhodenbeurteilung zum Ausschluss einer Epididymitis und die Beurteilung des Hodenparenchymes zum Ausschluss eines Hodentumors wichtig.

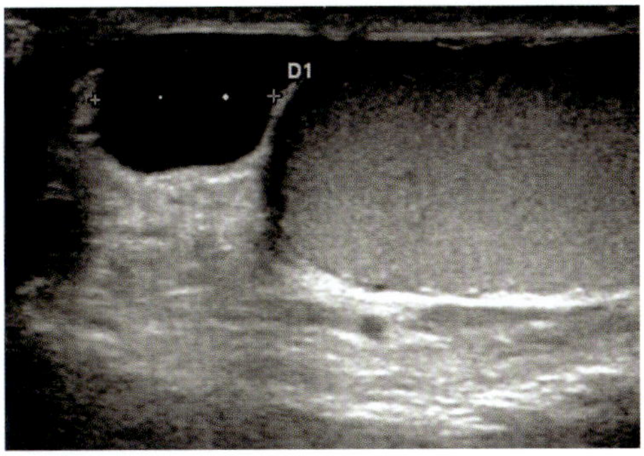

Abb. 11.5: Spermatozele im Nebenhodenbereich mit angrenzendem Hoden.

Therapie

Konservativ

Eine asymptomatische Spermatozele bedarf keiner Therapie. Eine diagnostische Punktion oder Verlaufskontrolle ist nicht indiziert.

Operativ

Bei symptomatischer Spermatozele, grossvolumigem Befund oder fehlender sicherer Abgrenzung gegenüber einem soliden Tumor wird eine Spermatozelenresektion durchgeführt. Hierbei muss der Patient über eine postoperative Verschlechterung der Ejakulatqualität in bis zu 50 % der Fälle aufgeklärt werden, was insbesondere bei jungen Männern mit noch vorhandenem Kinderwunsch relevant ist. Je nach Spermatozelenausprägung kann eine ipsilaterale Epididymektomie notwendig werden.

11.3. Hodentumor

Epidemiologie

Der Hodentumor ist ein insgesamt seltener Tumor und macht 1 % aller Tumore aus. Bezüglich urologischer Tumore weist er einen Anteil von 5 % auf. Die Inzidenz beträgt 3-10/100.000 Männer. In den allermeisten Fällen manifestiert sich ein Hodentumor einseitig, kann aber auch in 1-2 % der Fälle beidseitig vorliegen bei Erstdiagnose. Bezüglich des Auftretens eines Hodentumors lassen sich zwei Altersgipfel nachweisen. Der erste Gipfel liegt im jungen Erwachsenenalter zwischen dem 20. und 30. Lebensjahr, wobei hier nicht-seminomatöse oder seminomatöse Hodentumore nachweisbar sind. Der zweite Altersgipfel liegt zwischen dem 40.-50. Lebensjahr mit mehrheitlichem Seminomnachweis.

Risikofaktoren

Der grösste Risikofaktor zur Entwicklung eines Hodentumors mit 30-fach erhöhtem Risiko stellt ein bereits manifester Hodentumor des kontralateralen Hodens dar. Somit ist eine notwendige lebenslange Nachsorge verständlich. Eine genetische Prädisposition mit familiärem Auftreten von Hodentumoren stellt ebenso einen wesentlichen Risikofaktor dar – das Risiko ist 11-fach erhöht bei Hodentumornachweis eines Bruders. Bei nicht regelrecht deszendiertem Hoden (Maldescensus testis) oder fehlendem Hodennachweis skrotal (Kryptorchismus) ist das Risiko ebenso 4- bis 8-fach erhöht. Bei Männern mit Nachweis eines Klinefelter-Syndroms (47, XXY) liegt das Risiko, einen Hodentumor zu entwickeln, bei 25-40 %. Weitere Risikofaktoren stellen eine Infertilität (Risiko 1:200), Hypospadie und ein Hodenvolumen von <12 ml dar.

Symptomatik

Hodentumore machen meist keine Beschwerden. Sie werden oft als Zufallsdiagnose entdeckt im Rahmen einer Selbstpalpation oder im Rahmen der Abklärung einer unklaren Hodenschwellung. Bei Grössenzunahme können ziehende Schmerzen im Hodenbereich auftreten. In fortgeschrittenem Stadien können unklare Abdominalschmerzen, Rückenschmerzen und eine B-Symptomatik auftreten.

Klassifikation

Pathologische Klassifikation gemäss WHO
Keimzelltumore (90 %)
• Nicht-Seminome (60 %) - Embryonales Karzinom - Dottersacktumor - Teratom - Chorionkarzinom - *Intratubular germ cell neoplasie, unclassified type* (IGUN) • Seminome (40 %) • Extragonadale Keimzelltumoren (5 %)
Nicht-Keimzelltumore (10 %)
• Leydigzelltumor • Sertolizelltumor • Granulosazelltumor

Diagnostik

▶ Anamnese

Bei der Anamnese muss besonderes Augenmerk auf Kryptorchismus, Maldescensus testis, Infertilität und ein familiäres Auftreten eines Hodentumors gelegt werden. Typischerweise wird oft von einer bereits länger bestehenden "Hodenveränderung" berichtet, die auf ein vermeintlich vorausgehendes Trauma zurückgeführt wird. In 10 % der Fälle wird hierdurch die Diagnosestellung verzögert.

▶ Klinische Untersuchung

Im Rahmen der Palpation zeigt sich in der Regel eine knotige, indolente Verhärtung des Hodens bzw. eines Hodenteilbereiches. Unerlässlich ist die Palpation des Gegenhodens und der supraklavikulären Lymphknoten. Ebenso ist auf eine Gynäkomastie zu achten.

▶ Laboruntersuchung

Die Hodentumormarker sind in Tab. 11.3 dargestellt. Hierbei ist eine serielle Bestimmung essentiell, d.h. nachdem die Marker erstmalig abgenommen wurden, müssen erneute postoperative Tumormarkerkontrollen entsprechend der Halbwertszeit alle 5-7 Tage bis zur Normalisierung erfolgen.

Alpha-Feto-Protein (AFP)
• Halbwertszeit 5-7 Tage • Nachweis bei - Embryonalem Karzinom - Dottersackkarzinom • immer normwertig bei Seminom
Beta-Humanes Choriongonadotropin (HCG)
• Halbwertszeit 2-3 Tage • Nachweis bei - Seminom - Embryonalem Karzinom - Chorionkarzinom
Laktatdehydrogenase (LDH)
• unspezifisch • korreliert mit Tumormasse • in 80 % erhöht bei fortgeschrittenem Tumor

Tab. 11.3: Hodentumormarker.

▶ Sonographie

Im Rahmen der Primärabklärung sollte eine sonographische Beurteilung des Genitale erfolgen. Ein Hodentumor präsentiert sich hierbei als eine hypoechogene, inhomogene Raumforderung mit verstärkter Perfusion (☞ Abb. 11.6). Ebenso muss der Gegenhoden bezüglich Grösse und Parenchymstruktur beurteilt werden.

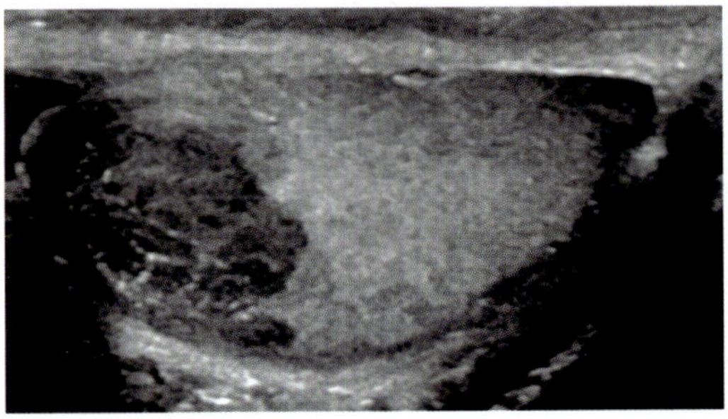

Abb. 11.6: Sonographischer Hodentumornachweis.

▶ Radiologisches Staging

Die Empfehlung zum Tumorstaging ist in Tab. 11.4 dargestellt. Hierdurch können retroperitoneale und mediastinale Lymphknoten als auch viszerale Metastasen nachgewiesen werden.

Verfahren	Indikation
CT-Thorax/Abdomen/ Becken	Alle Patienten
CT/MRI-Schädel	Bei Symptomatik, multipler Metastasierung inkl. Lungenmetastasen und hohen Beta-HCG-Werten
Skelettszintigraphie	Bei Symptomatik
MRI der Wirbelsäule	Bei Symptomatik

Tab. 11.4: Stagingverfahren.

▶ Kontralaterale Hodenbiopsie

Eine kontralaterale Hodenbiopsie wird empfohlen, wenn folgende Risikofaktoren vorliegen:

- Hodenvolumen <12 ml
- Kryptorchismus
- Spermatogenesestörung
- Patientenalter <40 Jahre

Bei Vorliegen dieser Risikofaktoren besteht ein Risiko von 9 %, dass eine testikuläre intraepitheliale Neoplasie (TIN) des Gegenhodens nachgewiesen wird, woraus sich innerhalb von 5 Jahren zu 50 % ein manifester Hodentumor entwickeln kann.

▶ Präoperative Spermienasservation

Um bei bestehendem Kinderwunsch die Zeugungsfähigkeit nicht zu beeinträchtigen, besteht die Möglichkeit einer präoperativen Spermienasservation mit folgender Kryokonservierung. Voraussetzung ist der laborchemische Ausschluss einer infektiologischen Erkrankung (HIV, Hepatitis B und C), was vorab getestet wird.

TNM-Klassifikation

In Tab. 11.5 wird der Status des Primärtumors (T-Stadium), der Lymphknoten (N-Stadium) und der Fernmetastasen (M-Stadium) dargestellt. In Ergänzung zum TNM-Stadium wurde unter zusätzlicher Berücksichtigung der Serumtumormarker eine Klassifikation in ein Stadium I-III gemäss dem *American Joint Committee on Cancer* (AJCC) durchgeführt (☞ Tab. 11.6), das therapeutische und prognostische Bedeutung hat.

T	Primärtumor		
Tis	Intratubuläre Keimzellneoplasie (IGUN bzw. TIN)		
T1	Tumor auf Hoden und Nebenhoden begrenzt, max. Infiltration Tunica albuginea Keine Gefäss-/Lymphinvasion		
T2	Tumor auf Hoden und Nebenhoden begrenzt, max. Infiltration Tunica vaginalis testis Gefäss-/Lymphinvasion		
T3	Tumor infiltriert Samenstrang (mit oder ohne Gefäss-/Lymphinvasion)		
T4	Tumor infiltriert Skrotum		
N	Regionale Lymphknoten		
N0	Keine Lymphknotenmetastasierung		
N1	Lymphknotenmetastase von <2 cm Grösse		
N2	Lymphknotenmetastase von 2-5 cm Grösse		
N3	Lymphknotenmetastase von >5 cm Grösse		
M	Fernmetastasen		
M0	Keine Fernmetastasen		
M1	Fernmetastasen M1a: Nicht-regionale Lymphknoten- oder Lungenmetastasen M1b: alle anderen Lokalisationen		
S	Serum-Tumormarker		
	LDH (U/l)	HCG (mIU/ml)	AFP (ng/ml)
S1	<1,5 x N	< 5.000	< 1.000
S2	1,5-10 x N	5.000-50.000	1.000-10.000
S3	>10 x N	> 50.000	> 10.000

Tab. 11.5: TNM-Klassifikation.

Stadium	T	N	M	S
I	pT1-4	N0	M0	S0
II A/B	jedes T	N1-2	M0	S0-1
II C	jedes T	N3	M0	S0-1
III	jedes T	jedes N	M1	S0-3

Tab. 11.6: Vereinfachtes klinisches Stadium gemäss AJCC.

Therapie

▶ Semikastratio

Die schnellstmögliche operative Hodenfreilegung über einen inguinalen Zugang in Vollnarkose mit folgender Semikastratio stellt die Therapie der Wahl dar (☞ Abb. 11.7). Je nach Risikofaktoren (☞ Diagnostik, Kontralaterale Hodenbiopsie) wird eine kontralaterale Hodenbiopsie durchgeführt. Prinzipiell besteht die Möglichkeit einer simultanen Hodenprotheseneinlage bei entsprechendem Patientenwunsch, wobei diese auch zweizeitig erfolgen kann. Letzteres Vorgehen hat den Vorteil eines geringen Infektionsrisikos.

In Einzelfällen ist neben der Semikastration auch eine hodenerhaltende Therapie mit lediglich Resektion des Tumors möglich, die bei folgenden Faktoren durchgeführt werden kann: synchrone beidseitige Hodentumore, metachroner kontralateraler Hodentumor, Tumor in Einzelhoden bei normwertigem Testosteron, Tumorvolumen <30 %. Das Ziel ist der Erhalt der Testosteronproduktion. Bei hodenerhaltender Therapie ist eine postoperative Radiotherapie des Resthodens obligat.

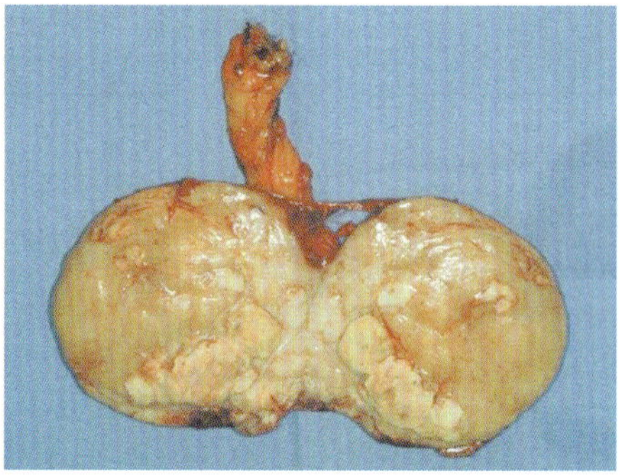

Abb. 11.7: Makroskopischer Hodentumor (Seminom).

▶ Primäre Chemotherapie

Im Falle einer lebensbedrohlichen Metastasierung, beispielsweise durch mediastinale Lymphknoten oder einen mediastinalen Primärtumor mit Kompression der Luftröhre, ist eine primäre Chemotherapie mit verzögerter operativer Semikastration indiziert.

▶ Stadien-adaptierte Therapie nach Semikastration

- **Seminom**: Bei histologischem Nachweis eines Seminoms ohne Lymph- oder Fernmetastasen (Stadium I) wird eine adjuvante Carboplatin-basierte Chemotherapie zur Minimierung des Rezidivrisikos bei folgenden Risikofaktoren empfohlen: Tumorgrösse > 4 cm, Infiltration des Rete testis. Ohne Risikofaktoren wird eine regelmässige Überwachung („*active surveillance*") empfohlen.

Im Falle eines Seminoms mit Lymphknotenmetastasierung (Stadium II) sollte entweder eine Chemotherapie gemäss BEP-Schema (3 Zyklen Bleomycin, Etoposid, Cisplatin) oder eine Radiotherapie der Lymphknoten erfolgen. Sollte sich ein Residualtumor von > 3 cm zeigen, so kann bei Nachweis einer Kontrastmittelanreicherung nach PET-CT eine Salvage-Radiotherapie, -Chemotherapie oder eine retroperitoneale Lymphadenektomie (RPLND) durchgeführt werden.

Bei ausgeprägter Lymphknotenmetastasierung (Stadium II C) oder Fernmetastasierung (Stadium III) werden 3-4 Zyklen einer Chemotherapie gemäss BEP-Schema empfohlen

- **Nicht-Seminom**: Bei nicht-seminomatösen Hodentumoren im Stadium I muss eine adjuvante Chemotherapie mittels 1-2 Zyklen BEP mit dem Patienten bei folgenden Risikofaktoren diskutiert werden: Gefäss-/Lymphinvasion, Anteil an embryonalem Karzinom > 50 %. Das Rezidivrisiko kann hierdurch auf 1-2 % gesenkt werden. Ohne Risikofaktoren wird eine *active surveillance* empfohlen.

  Bei Nachweis einer Lymphknotenmetastasierung (Stadium II) sollten 3 Zyklen einer BEP-Chemotherapie erfolgen. Bei Nachweis eines Residualtumors >1 cm sollte eine retroperitoneale Lymphadenektomie (RPLND) durchgeführt werden.

  Bei ausgeprägter Lymphknotenmetastasierung (Stadium II C) oder Fernmetastasierung (Stadium III) werden analog des Seminoms 3-4 Zyklen einer Chemotherapie gemäss BEP-Schema empfohlen

Prognose

Hodentumore sind insgesamt sehr gut therapierbar und im Vergleich zu vielen anderen bösartigen Tumoren – selbst im fortgeschrittenen Stadium mit Lymphknoten- oder Fernmetastasierung – heilbar. So liegen das krebsspezifische Überleben eines nicht-metastasierten Seminoms bei 97-100 % und das Gesamtüberleben eines Nicht-Seminoms ohne Metastasen bei 99 %. Bei moderater Lymphknotenmetastasierung (N1-2) ist ein Gesamtüberleben von 98 % nach Chemotherapie beschrieben. Im Falle einer ausgeprägten Lymphknoten (N3)- oder Fernmetastasierung erfolgt die Risikoeinteilung in eine Gruppe mit guter Prognose (5-Jahresüberleben ca. 90 %), intermediärer (5-Jahresüberleben ca. 75 %) oder schlechter Prognose (5-Jahresüberleben ca. 50 %).

Nachsorge

Bei allen Patienten mit einem Hodentumor muss eine lebenslange Tumornachsorge erfolgen. Die häufigsten Rezidive treten innerhalb von 2 Jahren auf, so dass in diesem Zeitraum die Nachsorge engmaschiger erfolgt. Seminome zeigen eine Rezidivrate von 1-20 %, Nicht-Seminome von 30 % (hiervon 80 % im ersten Jahr nach Erstdiagnose). Neben der körperlichen Untersuchung mit Palpation des Gegenhodens erfolgt eine Sonographie des Gegenhodens und eine Tumormarkerkontrolle. Weiterhin wird eine radiologische Kontrolle des Abdomens und Thorax in definierten Abständen empfohlen. Die Kontrollintervalle und -intensität richtet sich hierbei nach dem histologischen Tumor und dem Risikoprofil.

11.4. Notfälle

11.4.1. Hodentorsion

Die Inzidenz der Hodentorsion beträgt ca. 25/100.000, wobei der erste Altersgipfel bei Kleinkindern, der zweite Altersgipfel bei jugendlichen Männern vorliegt.

Ursachen

Eine Hodentorsion kann als Folge einer Kremasterkontraktion, nach Manipulation oder traumatisch entstehen. Bei arterieller Verlegung kann ein ischämischer Infarkt resultieren, nach Unterbrechung des venösen Abstroms kommt es zu einer hämorrhagischen Infarzierung.

Als Ursache für die intravaginale Torsion wird eine ausgeprägte Beweglichkeit von Hoden und Nebenhoden innerhalb der Tunica vaginalis testis angesehen. Als Hauptursache für die extravaginale Torsion ist eine mangelnde Fixation des kaudalen Hodenpols am Gubernaculum testis beschrieben.

Klassifikation

Intravaginale Torsion
Torsion von Hoden und Nebenhoden um den Samenstrang innerhalb der Tunica vaginalis testis. Häufigste Form.
Extravaginale Torsion
Torsion von Hoden, Nebenhoden und Tunica vaginalis testis um den Samenstrang.
Mesorchiale Torsion
Isolierte Torsion des Hodens um das Mesorchium.

Symptomatik

Eine Hodentorsion präsentiert sich als akuter, plötzlich einschiessender Schmerz ("Vernichtungsschmerz") im Genitalbereich im Sinne eines akuten Skrotums. Die Symptomatik kann aus der Ruhe, nach abrupter vorausgehender Bewegung (z.B. Sport) oder posttraumatisch entstehen. Vegetative Begleitsymptome wie Übelkeit und Erbrechen sind häufig – auch kann es zu einem Kreislaufkollaps kommen.

Bei Kleinkindern stehen Bauchschmerzen, Nahrungsverweigerung, Erbrechen sowie motorische Unruhe als Symptome im Vordergrund.

Diagnostik

Anamnestisch besteht ein akutes Schmerzereignis eines einseitigen Skrotalbereiches mit Beschreibung oben genannter Symptome.

Klinische Untersuchung

Bei der stehenden Untersuchung kann ein ipsilateraler Hodenhochstand mit gelegentlich bestehendem Hodenquerstand innerhalb des Skrotums nachgewiesen werden. Die Untersuchung ist meist schmerzhaft. Das Prehn'sche Zeichen ist negativ, d.h. auf Hodenanhebung kommt es zu keiner Schmerzreduktion. Der Hoden kann geschwollen sein, eine Überwärmung oder Rötung liegt in der Regel nicht vor.

Sonographie

Duplex- und dopplersonographisch muss die Hodenperfusion notfallmässig beurteilt werden. In der Akutsituation lässt sich eine Minderperfusion im Vergleich zum Gegenhoden nachweisen. Im Rahmen einer Subtorsion kann sich die Hodenperfusion unauffällig präsentieren. Eine Parenchymveränderung des Hodengewebes zeigt sich erst bei länger bestehender Hodentorsion über 4 Stunden. Im Verlauf des Samenstrangs kann die Torsion gelegentlich nachgewiesen werden.

Grundsätzlich darf es aus diagnostischen Unsicherheiten nicht zu einer Therapieverzögerung mit Gefahr des Hodenverlustes kommen.

Differentialdiagnosen

Epididymitis
Genese über mehrere Tage. Palpatorisch druckdolenter, vergrösserter Nebenhoden mit skrotaler Überwärmung und Rötung. Sonographisch vergrösserter, hyperperfundierter Nebenhoden nachweisbar.
Hydatidentorsion (Morgagnische Hydatide)
Akute Genese. Palpatorisch kein Hodenfehlstand. Sonographisch intakte Hodenperfusion bei Hydatidennachweis.
Inkarzerierte Leistenhernie
Akute Genese mit schmerzhafter Schwellung im Leisten- und/oder Skrotalbereich. Palpatorisch druckdolente Leiste mit sonographischem Nachweis einer Bruchlücke mit Bruchinhalt.
Hodentumor
Genese über Wochen bis Monate als asymptomatische knotige Hodenverhärtung/-schwellung. Sonographisch hypoechogener, nicht echofreier Tumor mit Hyperperfusion.

Therapie

Bei Verdacht einer Hodentorsion oder klinisch sowie sonographisch nicht sicher auszuschliessender Hodentorsion sollte im Zweifel immer die operative Hodenfreilegung erfolgen. Der Grund ist die irreversible Schädigung des Keimepithels nach einer Ischämie von länger als 4-6 Stunden.

Konservativ

In der Akutsituation kann präoperativ durch einen erfahrenen Urologen ein Versuch unternommen werden, den Hoden manuell zu retorquieren. Hierbei muss der jeweilige Hoden stets nach lateral gedreht werden (Merke: "Drehrichtung wie das Öffnen eines Buches"), da in der Regel eine Torsion nach medial vorliegt.

▶ Operativ

Ziel ist die schnellstmögliche operative Hodenfreilegung und Detorquierung (☞ Abb. 11.8). Nach Detorquierung wird die Vitalität und Reperfusion des Hodens für mehrere Minuten im warmen Wasserbad überprüft. Zeigt sich ein vitaler Hoden, wird dieser mittels 3 Einzelknopfnähten zwischen Tunica albuginea und Tunica vaginalis testis sowie Tunica dartos pexiert. Gleichzeitig sollte ebenso eine prophylaktische Orchidopexie des Gegenhodens erfolgen. Letzterer Schritt kann auch sekundär im Rahmen eines Zweiteingriffes erfolgen, insofern intraoperativ eine ausgeprägte Schwellung oder sekundär-entzündliche Veränderungen vorliegen. Zeigt sich keine ausreichende Reperfusion oder ein nekrotischer Hoden (☞ Abb. 11.9), so erfolgt eine Orchiektomie.

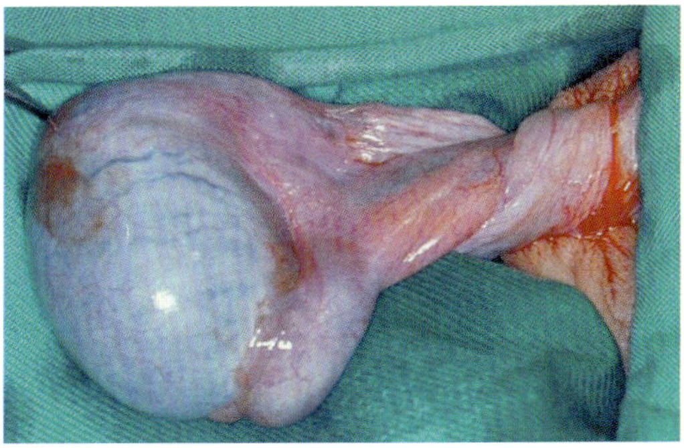

Abb. 11.8: Extravaginale Torsion um den Samenstrang.

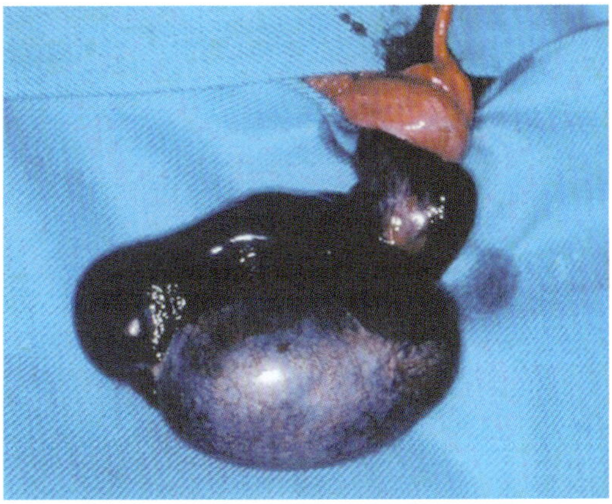

Abb. 11.9: Intraoperativ nekrotischer Hoden nach Torsion.

Prognose

Abhängig vom Torsionsgrad beträgt die Erhaltungsrate torquierter Hoden nach einer Anamnesedauer von weniger als 5 Stunden 80-100 %, nach 6-12 Stunden 70 % und nach über 12 Stunden nur noch 20 %.

Literatur

beim Verfasser

12. Impotenz und Infertilität

Der Begriff Impotenz umfasst beim Mann eine Reihe unterschiedlicher sexueller Funktionsstörungen, wird aber häufig synonym zu dem Begriff der Impotentia coeundi, der Unfähigkeit den Beischlaf auf physiologische Weise durchzuführen, verwandt. Beim Mann ist sie meist auf Erektions- (Erektile Dysfunktion, ED) oder Ejakulationsstörungen (Ejakulatio praecox, EP) zurückzuführen, kann aber auch Ursachen wie z.B. Fehlbildungen des äusseren Genitale haben. Abzugrenzen ist die Impotentia coeundi von der Impotentia concupiscentiae, dem fehlenden Drang zur sexuellen Betätigung (Libidomangel) und der Impotentia generandi, der fehlenden Fortpflanzungsfähigkeit (Infertilität) des Mannes. Während sich der erste Teil des Kapitels mit den häufigsten sexuellen Funktionsstörungen des Mannes – der Erektilen Dysfunktion und der Ejakulatio praecox – beschäftigt, geht der zweite Teil auf die männliche Infertilität ein.

12.1. Impotentia coeundi

12.1.1. Erektile Dysfunktion

12.1.1.1. Definition/Symptome

Die Erektile Dysfunktion wurde 1993 auf einer NIH-Konsensuskonferenz als vorliegend definiert, *"wenn für einen befriedigenden Geschlechtsverkehr dauerhaft (>6 Monate) keine ausreichende Erektion erzielt und aufrechterhalten werden kann"*.

Diese Definition erfasst einerseits den Leidensdruck des Betroffenen und schliesst andererseits rein episodische oder situationsbedingte Störungen aus. Typischerweise kommt es bei den Betroffenen trotz erhaltener Libido zu keiner ausreichenden Gliedsteife. Der Verlust der Gliedsteife kann unterschiedlich stark ausgeprägt sein und bis zum totalen Verlust reichen. Unterschieden wird zwischen einer primären (schon immer bestehenden) und einer sekundären (erworbenen) Erektionsschwäche.

12.1.1.2. Basisdiagnostik

Die Basisdiagnostik umfasst immer eine ausführliche Anamnese, eine körperliche Untersuchung, ggf. mit Sonographie, und ein Basislabor.

Anamnese und körperliche Untersuchung

▶ Sexualanamnese

- Primäre oder sekundäre ED
- Art und Dauer der ED
- Plötzlicher oder allmählicher Beginn der ED

Weitere sexuelle Funktionsstörungen:

- Libidoverlust
- Ejakulationsstörungen
- Geschlechtsverkehr möglich, Häufigkeit?
- Morgendliche und nächtliche Erektionen
- ED bei Masturbation
- Maximaler Erektionsgrad (E0-5, Klassifikation nach Bähren, ☞ Tab. 12.1)
- Partnerabhängige ED
- Schmerzen bei Erektion
- Trauma im Bereich der Genitalorgane
- Verkrümmung des Penis
- Bisherige Therapieversuche

Erektionsstufen nach Bähren
• E0 = keine Erektion
• E1 = geringe Tumeszenz, keine Rigidität
• E2 = mittlere Tumeszenz, keine Rigidität
• E3 = volle Tumeszenz, keine Rigidität
• E4 = volle Tumeszenz, mittlere Rigidität
• E5 = volle Tumeszenz, volle Rigidität

Tab. 12.1: Erektionsstufen (nach Bähren).

▶ Allgemeinanamnese

- Stoffwechselerkrankungen: Diabetes mellitus, Fettstoffwechselstörungen, Metabolisches Syndrom
- Kardiovaskuläre Erkrankungen: KHK, PAVK, Hypertonie
- Endokrine Störungen
- Medikamenteneinnahme
- Nikotin-, Alkohol- und Drogenkonsum
- Operationen, Traumata im Bereich des Abdomens, des kleinen Beckens, des äusseren Genitales oder der Wirbelsäule
- Neurologische oder psychiatrische Erkrankungen
- Urologische Vorerkrankungen insbesondere infektiöser Art: Prostatitis, Urethritis

- Geschlechtskrankheiten
- Gewicht, körperliche Aktivität/Sport
- Berufliche, familiäre Situation, besondere Belastungssituation

Durch die Anamnese werden Art, Ausmass und die Begleitumstände der ED evaluiert. So kann häufig die wahrscheinlichste Ursache der ED bestimmt werden (vaskulär, neurogen, traumatisch, medikamentös oder psychogen).

Begleitend zur Anamnese werden standardisierte Fragebögen wie z.B. der IIEF *(International Index of Erectile Dysfunction)*-Score oder der *Erection Hardness* (EH)-Score benützt, die zur Dokumentation der Therapie wiederholt werden können.

1	Schwere ED IIEF 1-10	Penis ist grösser, aber nicht hart
2	Moderate ED IIEF 11-21	Penis ist hart, aber nicht hart genug für die Penetration
3	Milde ED IIEF 22-25	Penis ist hart genug für die Penetration, aber nicht komplett hart
4	Keine ED IIEF 26-30	Penis ist komplett hart und komplett steif

Tab. 12.2: EHS-Score nach Mulhall JP et al., 2007.

Körperliche Untersuchung

Allgemeiner Status

- Grösse, Gewicht, Ausprägung der sekundären Geschlechtsmerkmale, Gynäkomastie, Hinweise für kardiovaskuläre oder pulmonale Erkrankungen, Hinweise für Stoffwechselstörungen (Ikterus, etc.), Blutdruck und Puls

Urologischer Status

- Penis: Hauterkrankungen, Entzündungen, Verletzungen, Phimose, Meatusstenose, Schwellkörperindurationen, Hypo- oder Epispadien, urethraler Ausfluss, Harnröhrendruckschmerz
- Hoden/Nebenhoden: Lage, Grösse, Druckschmerz, Entzündungen, Indurationen
- Prostata: Grösse, Druckschmerz, Indurationen

Neurologische Untersuchungen:

- Orientierende neurologische Untersuchung bei klinischem Verdacht
- Reflexstatus der unteren Extremität: ASR, PSR, Kremasterreflex, Bulbokavernosusreflex
- Sensibilitätsstörungen, Parästhesien der Hände und Füsse, Einschränkung des Vibrationsempfindens als Hinweis für eine Polyneuropathie

Sonographie

- Penis: Plaquebildung, Asymmetrien der Schwellkörper
- Bei klinischer Auffälligkeit ggf. Sonographie der jeweiligen urologischen Organe

Labor

- Kleines Blutbild
- Natrium, Kalium
- Nierenfunktion: Kreatinin, Harnstoff
- Leberfunktion: GOT, GPT, ã-GT
- Nüchternblutzucker, HbA1c, ggf. Blutzuckertagesprofil
- Cholesterin, Triglyceride, LDL, HDL
- Testosteron, SHBG, ggf. Prolaktin, LH, FSH, TSH
- Ggf. PSA

Nach dieser Basisdiagnostik werden die auffälligen Befunde und Risikofaktoren besprochen und weiter abgeklärt bzw. Empfehlungen zur Risikominimierung ausgesprochen. Hierunter fallen Gewichtsreduktion, Optimierung der Diabeteseinstellung, Nikotinkarenz, ausreichende Bewegung, weitere internistische Abklärung vor allem bei kardiovaskulärer Problematik, Fettstoffwechselstörungen etc.

Bei fehlenden Kontraindikationen (nitrathaltige Medikamente, akute oder rezente kardiovaskuläre Problematik, Retinitis pigmentosa) kann zu diesem Zeitpunkt ein Heimtest mit einem Phosphodiesterase-5-Inhibitor (Viagra®, Levitra®, Cialis®, Spedra®) in aufsteigender Dosierung durchgeführt werden. So kann mit einer direkten symptomatischen Therapie den Patienten weitere zum Teil invasive Diagnostik erspart bleiben. Natürlich können zu diesem Zeitpunkt auch andere Therapiemassnahmen begonnen werden, auf die später eingegangen wird.

12.1.1.3. Weiterführende Diagnostik: Semiinvasive und invasive Diagnostik

Bei fehlendem primären Therapieerfolg und Wunsch nach weiterer Abklärung wird die weitere Diagnostik in der Regel vom Urologen/Andrologen durchgeführt.

Schwellkörperinjektionstest (SKIT) mit Dopplersonographie

Nach Pharmakostimulation (Prostaglandin E1, Alprostadil) kann durch diesen Test die arterielle Durchblutung des Penis beurteilt werden. Das Prostaglandin E1 wird hierfür mit etwa 1-2 cm Abstand zur Bauchwand lateral in den Schwellkörper gespritzt. Mit einer Farbdopplersonde werden dann zu Beginn der Untersuchung und im Stadium der Tumeszenz (nach 5-10 Minuten) die Aa. profundae penis und die Aa. superficiales penis dargestellt und deren Durchflussgeschwindigkeit bestimmt. Untere Normwerte sind für die Aa. superficiales penis >35 cm/s und für die Aa. profundae penis >25 cm/s. Abschliessend wird die erreichte Erektionshärte auf der Skala nach Bähren bewertet. Sollte die Dosis von 5(-10) µg Alprostadil für eine komplette Erektion nicht ausreichend sein, kann die Dosis schrittweise auf bis zu 40 µg gesteigert werden. Alternativ kann ein Gemisch aus Phentolamin/Papaverin eingesetzt werden, wobei hier das Risiko einer prolongierten Erektion erhöht ist.

Risiko

- Gefahr der prolongierten Erektion: Prostaglandin alleine (<1 %), Phentolamin/Papaverin (~5 %)
- Hämatome
- Fibrose des Schwellkörpers

Beurteilung

Durch einen positiven SKIT-Test kann eine arterielle und/oder venöse Ursache der erektilen Dysfunktion ausgeschlossen werden.

Nächtliche penile Tumeszensmessung (Rigiscan, ☞ Abb. 12.1)

Über zwei ringförmige Messelektroden, die um den Penis gelegt und mit einem Messgerät verbunden werden, können Dauer, Stärke der Erektionen sowie die Grössenzunahme des Penis erfasst werden. Während es bei gesunden Männern zu 4-6 nächtlichen Erektionen von 10- bis 45-minütiger Dauer kommt, sind diese Phasen bei organisch erkrankten Männern deutlich reduziert oder aufgehoben.

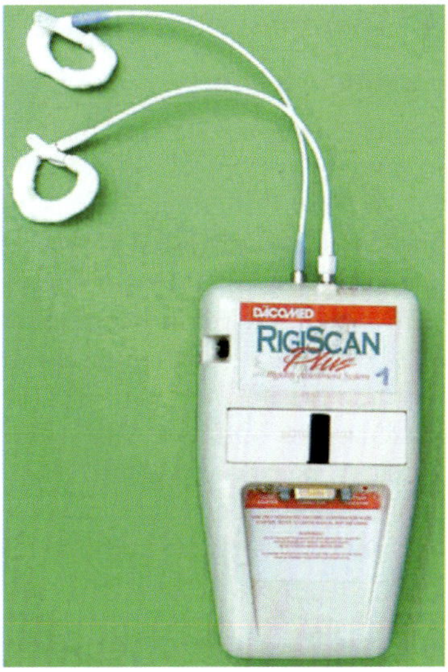

Abb. 12.1: Rigiscan.

Cavernosonographie/-metrie

Mit dieser Untersuchung kann der cavernöse Blutabfluss nach pharmakologischer Stimulation quantifiziert und radiologisch dargestellt werden. Zur Messung, welche Flussrate zum Erhalt einer Erektion notwendig ist (maintenance flow), wird über eine im Schwellkörper platzierte Kanüle mit einer speziellen Pumpe kontinuierlich Kochsalzlösung injiziert. Über eine weitere im Schwellkörper platzierte Kanüle können dann die Druckverhältnisse im Schwellkörper bestimmt werden. Sollten sich bei dieser Untersuchung pathologische Werte ergeben, kann über eine Kontrastmitteldarstellung versucht werden, venöse Lecks darzustellen. Diese können zum Teil operativ angegangen werden.

Kommentar

Aufgrund häufig fehlender therapeutischer Konsequenzen ist diese Untersuchung selten geworden.

Angiographie der zuführenden arteriellen Gefässe

Mit dieser Untersuchung werden die zuführenden arteriellen Gefässe des Penis dargestellt. Nur bei Verdacht auf isolierte kurzstreckige Stenosen ist diese Untersuchung sinnvoll, da sich hier eventuell Möglichkeiten zur Revaskularisierung ergeben. In der Regel werden aber langstreckige Stenosen diagnostiziert, die keine operative Revaskularisierung erlauben.

12.1.1.4. Therapie

Lebensstilumstellung

Lebensstilumstellung und das optimale Management von relevanten Komorbiditäten sind in der Prophylaxe und der Primätherapie die effizientesten und nebenwirkungsärmsten Massnahmen. In der Umsetzung gelten sie für Betroffene allerdings als man schwersten. Zu den Lebensstilumstellungen gehören: körperliche Betätigung, ausgeglichene und gesunde Ernährung, Normalgewicht und Nikotinkarzenz. Das optimale Management von Komorbiditäten betrifft: Diabetes, Hypertonie, Dyslipidämie, das metabolische Syndrom, Hypogonadismus sowie psychische und psychiatrische Leiden.

Phosphodiesterase-Hemmer (PDE-5-Inhibitoren)

Mittlerweile sind mehrere PDE-5-Inhibitoren und ihre Generika zugelassen. Die bekanntesten sind:

- Viagra® (Sildenafil), 25 mg/50 mg/100 mg, Erstzulassung 1998, HWZ 4-5 h, Wirkdauer 4-8 h
- Levitra® (Vardenafil), 5 mg/10 mg/20 mg, Erstzulassung 2003, HWZ 4-5 h, Wirkdauer 4-12 h
- Cialis® (Tadalafil) 5 mg/10 mg/20 mg, Erstzulassung 2003, HWZ 17,5 h, Wirkdauer 24-36 h
- Spedra® (Avanafil), 50 mg/100 mg/200 mg, Erstzulassung 2013, HWZ 6-17 h, Wirkdauer 6-20 h

Alle vier Medikamente haben sich bei der *on-demand*-Einnahme mit mittleren Ansprechraten von etwa 80 % als effektiv erwiesen. Die klinischen Hauptunterschiede liegen in der Wirkdauer und der Verträglichkeit. Neben der *on-demand*-Einnahme gibt es Konzepte, die eine chronische Einnahme der Medikamente vorsehen, um so eine Schwellkörperrehabilitation zu fördern. Cialis® ist darüber hinaus seit 2014 in der 5 mg Tagesdosierung auch für die Behandlung des gutartigen Prostatasyndroms (BPS) zugelassen.

Präparat	Wirkeintritt	Wirkdauer
Viagra®	ca. 60 min	4-8 h
Cialis®	ca. 60-120 min	bis 36 h
Levitra®	ca. 15-20 min	bis 12 h
Spedra®	ca. 15-30 min	bis 20 h

Tab. 12.3: Wirkeintritt und Wirkdauer der PDE-5-Inhibitoren.

▶ Häufigste Nebenwirkungen:

Flush (10-20 %), Kopfschmerzen (10-20 %), Rhinitis (5 %), Dyspepsie (5-11 %), temporäre Farbsehstörungen (3-5 %).

▶ Absolute Kontraindikationen:

- Herzinfarkt/zerebraler Insult <6 Monate
- Nitrathaltige Komedikation
- Schwere Herzinsuffizienz
- Instabile Angina pectoris
- Retinitis pigmentosa
- Schwere Leberinsuffizienz

Orale oder parenterale Testosteronsubstitution

Bei nachgewiesenem Hypogonadismus (Testosteron <8 nmol/l oder <12 nmo/l und Beschwerden) ist die Testosteronsubstitution in Kombination mit anderen proerektilen Medikamenten sinnvoll. Allerdings müssen vor Beginn und während einer Testosteronsubstitution laufende Kontrollen der Prostata (inklusive PSA-Wert), des Blutbilds und verschiedener Stoffwechselparameter durchgeführt werden.

Schwellkörperautoinjektion (SKAT) oder transurethrale Applikation von Alprostadil (PGE1, MUSE® und Vitaros®)

Beim SKAT führt der Patient die Schwellkörperinjektionen selber durch. In häuslicher Umgebung kann es dabei schon bei niedrigeren Dosierungen als im klinischen Test zur gewünschten Wirkung kommen. Aufgrund des Risikos systemischer Nebenwirkungen sollten Dosierungen über 40 µg vermieden werden. Bei fehlendem Therapieerfolg können auch Phentolamin oder Papaverin verwendet werden. Vermischt miteinander werden sie unter dem Namen Androskat® vertrieben oder zusätzlich vermischt mit PGE1 als so genanntes "Triplemix" appliziert.

▶ Risiken und Nebenwirkungen

- Prolongierte Erektion (ca. 5 %; je nach Substanz und Dosis unterschiedlich)
- Schwellkörperfibrose (ca. 3 %)
- Schmerzen (10-20 %)
- Hämatome (ca. 5 %)
- Infektionen (<1 %)

Zur Vermeidung frühzeitiger Fibrosierungen sollten Injektionen nicht häufiger als 2-3mal pro Woche durchgeführt werden. Alternativ kann Alprostadil bei geringerer Wirksamkeit auch über die Harnröhre oder topisch appliziert werden. Durch das Prinzip der urethralen Injektion (MUSE = *Medicated Urethral System for Erection®*) oder die lokale Applikation von Vitaros® können Schwellkörperinjektionen vermieden werden.

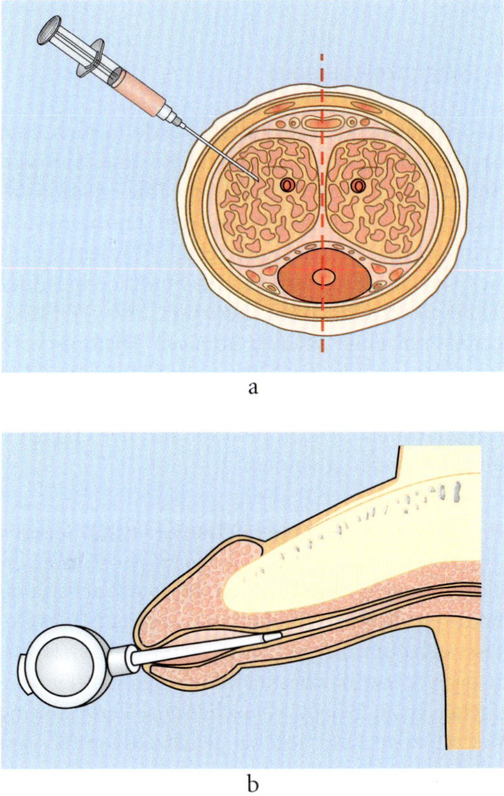

Abb. 12.2: Prostaglandin E1: SKAT (**a**) und MUSE (**b**) (nach Porst 2000).

Vakuumerektionshilfe

Durch sie wird über einen abgeschlossenen Zylinder, der über den Penis gestülpt wird, ein Vakuum erzeugt. Dabei füllt sich der Penis bis zu einer kräftigen Erektion mit Blut. Damit die Erektion gehalten werden kann, wird ein abdichtender Gummiring um die Penisbasis gelegt. Hierdurch lassen sich mit einer Effektivität von ca. 80 % geschlechtsverkehrtauglich Erektionen erzeugen.

▶ Nebenwirkungen

- Schmerzen im Bereich des Konstriktionsringes (ca. 20-40 %)
- Gefühlsverlust und Kältegefühl (ca. 15 %)
- Schmerzhafte Ejakulation (ca. 10 %)
- Ungenügende Rigidität (ca. 30 %)

Aufgrund der genannten Nebenwirkungen stehen jüngere Männer dieser Methode eher ablehnend gegenüber. Als Vorteile dieser Therapie gelten: geringe Kosten, keine systemischen Nebenwirkungen, Anwendung unabhängig von der Ursache der ED jederzeit möglich.

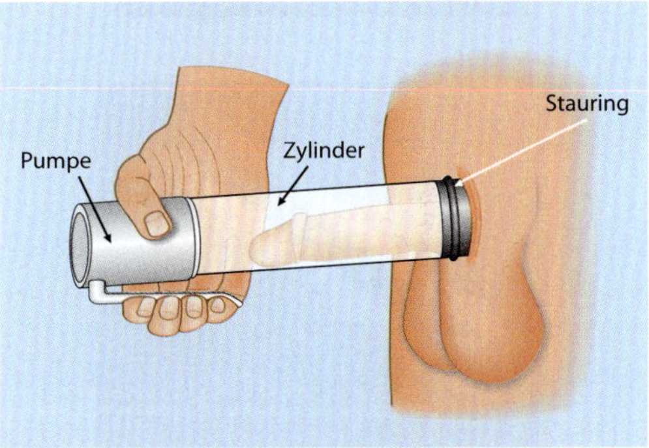

Abb. 12.3: Vakuumerektionshilfe.

Schwellkörperimplantate

Bei diesem Verfahren werden in die Schwellkörper (Corpora cavernosa) nach Entfernung des Schwellkörpergewebes Implantate gelegt. Dabei sind die Implantate entweder semirigide oder hydraulisch, d.h. über ein Pumpsystem füll- und leerbar. Bei guter Indikationsstellung kann mit diesem Verfahren eine bedarfsgerechte Dauerlösung mit hoher Patientenzufriedenheit erreicht werden. Nachteile sind die Irreversibilität, das Operationsrisiko und die relativ hohen Kosten.

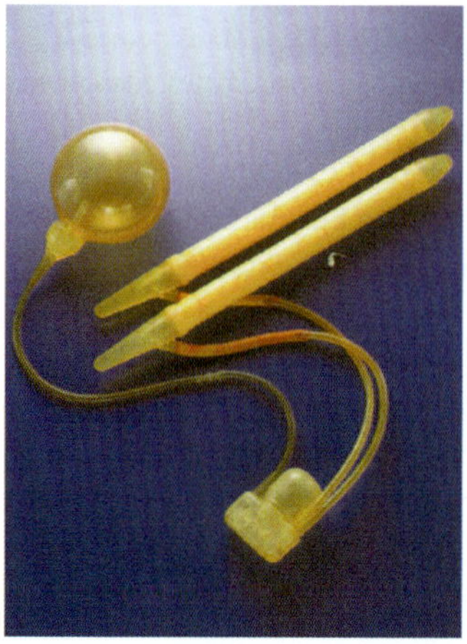

a

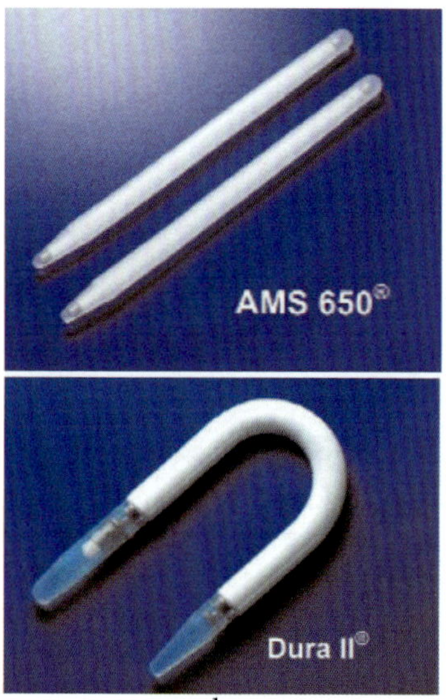

b

Abb. 12.4: **a:** Hydraulische Schwellkörperprothese mit Pumpe, Reservoir und den Schwellkörperimplantaten. **b:** Semirigide Schwellkörperimplantate.

Neue Therapieansätze

Die bisher etablierten Therapien gelten als symptomatisch. Neue Therapieansätze, die bisher noch als experimentell anzusehen sind, könnten zum Teil den Weg für eine kurative Therapie der Erektilen Dysfunktion öffnen.

▶ Niedrig-intensive penile Schockwellentherapie (LI-ESWT)

Niedrig-intensive Schockwellen erhöhen im Gewebe die Blutzirkulation, indem sie die Gefässfunktion und das Gewässwachstum verbessern. Mit dieser Rationale wird die LI-ESWT auch zur Behandlung der Erektilen Dysfunktion eingesetzt. Zwar fehlen Langzeitergebnisse, doch konnten in Studien eine Zunahme der Blutzirkulation und eine Verbesserung der erektilen Funktion gezeigt werden. Gerade in Kombination mit PDE-5-Inhibitoren erscheint diese Therapie hoffnungsvoll.

▶ Stammzelltherapie

In Tierversuchen mit Ratten wurde in mehreren Studien berichtet, dass durch die Injektion von Stammzellen in die Schwellkörper die Erektionsfähigkeit wiederhergestellt werden konnte. Auch beim Mensch wurde in einzelnen Studien von einer Verbesserung der erektilen Funktion bei guter Therapieverträglichkeit berichtet. Als Wirkmechanismus einer solchen kursiven Therapie wird die Regeneration der Nerven und Blutgefässe der Schwellköper angesehen. Auch diese Therapie scheint durch die Kombination mit der LI-ESWT an Effizienz zu gewinnen.

▶ Thrombozyten angereicherte Plasmatherapie

Thrombozyten produzieren etliche Wachstumsfaktoren, die für Wundheilung sorgen und das Gefässwachstum anregen. In kleineren Studien konnte nach Schwellkörperinjektion sowohl in Tierversuchen als auch beim Menschen eine Verbesserung der erektilen Funktion bei gleichzeitig guter Verträglichkeit erzielt werden.

12.1.2. Ejaculatio praecox

12.1.2.1. Definition/Symptome

Die Ejaculatio praecox (EP) ist definiert als bei minimaler Stimulation frühzeitiger als gewünscht – entweder vor oder unmittelbar nach der Penetration – auftretende Ejakulation, die für den Betroffenen eine enorme Belastung darstellt und über die er wenig oder keine Kontrolle hat. Der Zeitraum nach der Penetration bis zur Ejakulation liegt dabei bei maximal 1-2 min (IELT = *intravaginal ejaculatory latency time*). Betroffen sind in etwa 20 % der Männer, wobei 1-2 % an schweren Formen der EP leiden.

12.1.2.2. Diagnose/Differentialdiagnose

Sexualanamnese

Primäre (schon immer bestehende) oder sekundäre (erworbene) EP, immer oder nur unter bestimmten Umständen auftretende EP, Zeit bis zur Ejakulation (IELT), Ausmass des Leidensdruckes, partnerschaftliche Situation, verschiedene Fragebögen und anamnestische Abgrenzung zur ED.

Diagnostik

Bei der körperlichen Untersuchung erfolgt eine allgemeine Statuserhebung wie bei ED-Patienten. Routinemässige Laboruntersuchungen oder weiterführende Diagnostik sind nicht zwingend indiziert.

12.1.2.3. Therapie

Verhaltenstherapie

Bei der sogenannten "Stop-Start-Methode" wird kurz bevor der Mann die Unabwendbarkeit eines Orgasmus verspürt, die Stimulation beendet und durch einen festen Druck im Bereich des Frenulums der Ejakulationsreflex unterbrochen.

Topische Anästhesie

Lidocain-Prilocain-Creme (5 %) oder -Spray wird etwa 20-30 Minuten vor dem Geschlechtsverkehr im Bereich der Eichel aufgetragen. Über ein Kondom wird verhindert, dass sie auch im Vaginalbereich seine Wirkung entfacht. Ohne nennenswerte Nebenwirkungen konnte so in einigen placebokontrollierten Studien die IELT-Zeit signifikant verlängert werden.

Selektive Serotoninwiederaufnahmehemmer

Für die medikamentöse Therapie stellen selektive Serotoninwiederaufnahmehemmer (SSRI) die Therapie der Wahl dar. Nach früherer *off-label*-Nutzung von Paroxetin, Sertralin und Fluoxetin ist Dapoxetin (Priligy®) seit 2013 auch in der Schweiz für die Behandlung der EP offiziell zugelassen.

Die Einnahme von Priligy® ist mit 30 oder 60 mg p.o. eine *on-demand*-Therapie, die etwa 30 min bis 2 h vor Geschlechtsverkehr durchgeführt werden sollte. Hierdurch kann die IELT-Zeit um das 2,6- bis 13-fache verlängert werden. Aufgrund der kurzen Wirksamkeit des Medikamentes ist eine dauerhafte Einnahme nicht notwendig.

Typische Nebenwirkungen sind Müdigkeit, Übelkeit, Schwitzen, Diarrhoen, verminderte Libido und Anejakulation. Zu den Kontraindikationen gehören die Tendenz zu Ohnmacht und Depression sowie Epilepsie und Herzerkrankungen, einschliesslich Herzmuskelschwäche. Es sollte auch nicht bei schweren Nierenleiden oder Leberfunktionsstörungen angewandt werden. Weiterhin sind medikamentöse Wechselwirkungen mit MAO-Inhibitoren zu beachten.

Andere Medikamente

Medikamente, die sich ebenfalls als effizient bei der Therapie der EP erwiesen haben und als *off-label*-Optionen diskutiert werden, sind Phosphodiesterase-Inhibitoren (PDE-5) und das Schmerzmittel Tramadol.

12.2. Männliche Infertilität

12.2.1. Definition/Symptome

Infertilität ist definiert als Unfähigkeit des sexuell aktiven Paares, ohne Kontrazeption innerhalb eines Jahres eine Schwangerschaft zu erreichen (WHO 1995). In rund 50 % der unfreiwillig kinderlosen Paare ist ein männlich assoziierter Infertilitätsfaktor zu beschreiben, häufig in Zusammenhang mit einem pathologischen Spermiogramm. Ziel der urologisch-andrologischen Abklärung ist es, männliche Faktoren, die die Infertilität bedingen können, zu erkennen und zu therapieren.

12.2.1.1. Diagnostik/Differentialdiagnose

Anamnese

- Dauer des Kinderwunsches, primäre oder sekundäre Infertilität, Häufigkeit des Geschlechtsverkehrs (GV), Probleme beim GV (Ejakulations-, Erektionsstörungen, Libidoverlust)
- Infektionen: Mumpsorchitis, Geschlechtskrankheiten
- Kindheit: Kryptorchismus, Pubertätseintritt und -verlauf, Operationen im Urogenitalbereich (Hernienoperationen, Orchidopexie, Prostataoperationen)
- Internistische Erkrankungen: Diabetes, Niereninsuffizienz, Lebererkrankungen, etc.
- Medikamente: Hormone, Zytostatika, Psychopharmaka, Antihypertensiva
- Noxen: Alkohol, Nikotin, Drogen

- Beruf: Exposition gegenüber Noxen, Belastungssituation
- Familiär gehäufte Fertilitätsproblematik

Klinische Diagnostik

- Gesamthabitus: Ausprägung der sekundären Geschlechtsmerkmale, Fettverteilung, Gynäkomastie
- Inspektion und Palpation des äusseren Genitale (Phimose, Frenulum breve, Hypospadie etc.)
- Beurteilung des Skrotalinhaltes: Hodengrösse, -aufbau und -konsistenz. Varikozele, unauffälliger Nebenhoden, tastbarer Ductus deferens
- Prostatapalpation

Sonographie

- Hoden: Beurteilung der Lage, Grösse, Parenchymbeschaffenheit (homogen) und Perfusion. Ausschluss Mikrolithiasis, Hodentumor, Hydrozele, Spermatozele, Varikozele (venöser Reflux dopplersonographisch unter Valsalvamanöver darstellbar)
- Transrektale Sonographie der Prostata (TRUS): indiziert bei geringen Ejakulatvolumen, saurem pH im Ejakulat und schwerer Oligozoospermie oder Azoospermie mit Vd. a. Obstruktion. Dann Beurteilung der Prostata- und Samenblasensymmetrie und -grösse sowie allfälliger Zysten als Hinweis für einen zentralen Verschluss.

Spermiogramm

Untersuchung des masturbatorisch gewonnenen Ejakulates nach einer Karenzzeit von 2-7 Tagen. Die Beurteilung erfolgt nach WHO-Kriterien (☞ Tab. 12.4). Sollten sich die Werte eines ersten Spermiogramms ausserhalb der aktuell gültigen Referenzwerte befinden, wird eine zweite Ejakulatanalyse nach 2-3 Monaten empfohlen.

▶ Formen der Beinträchtigung

Oligozoospermie	<15 Mio/ml
Asthenozoospermie	<32 % motile Spermien
Teratozoospermie	<4 % normal geformte Spermien

Sind in einem Spermiogramm alle drei Fehlformen vorhanden, spricht man von einem OAT-Syndrom (Oligo-Astheno-Teratozoospermie).

Zur weiteren Abklärung können in spezialisierten Zentren spezielle Funktionstests der Spermien durchgeführt werden wie z.B. Hamstereipenetrationstest (HOP), Penetrak-Test, Kurzrok-Miller-Test.

	WHO 2010, Unterer Grenzwert (5. Perzentile; 95 % KI)	1999 Referenzwert
Ejakulatvolumen (ml)	1,5 (1,3-1,7)	2,0
Gesamtzahl (Mio)	39 (33-46)	40
Spermienkonzentration (Mio/ml)	15 (12-16)	20
Progressive Motilität (%)	32 (31-34)	50
Gesamtmotilität (%)	40 (38-42)	
Vitalität (%) (Eosin Test)	58 (55-63)	75
Normale Formen (%)	4 (3-4)	14
Peroxidase-positive Leukozyten (Mio/ml)	<1	
MAR-Test (*mixed anti globulin reaction*)	<50 % Spermien mit adherenten Erythrozyten	

Tab. 12.4: Referenzwerte für ein Spermiogramm [WHO 2010].

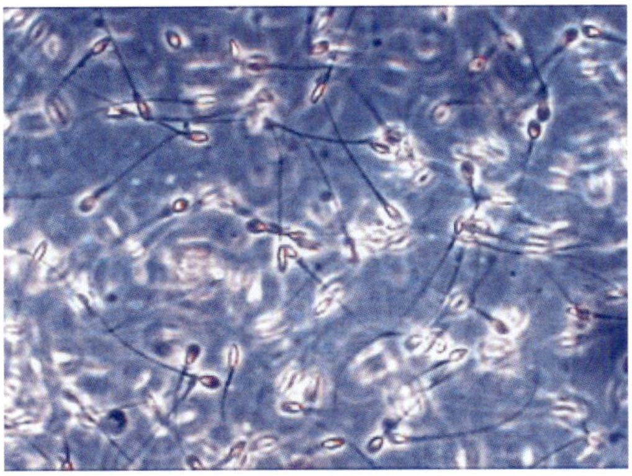

a

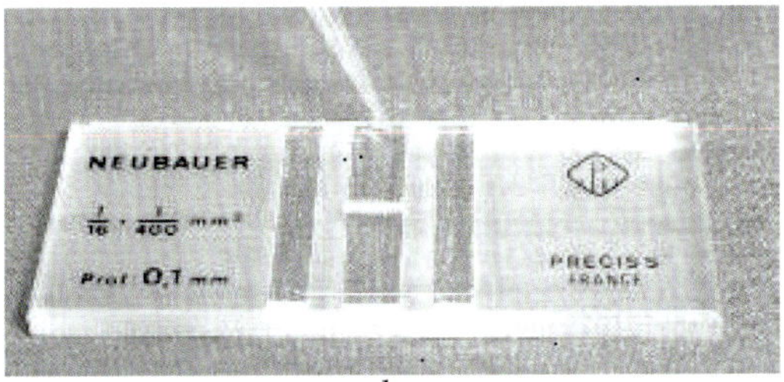

b

Abb. 12.5a+b: **a:** Unauffälliges Spermiogramm im Nativpräparat. **b:** Zählkammer nach Neubauer für das Spermiogramm.

Mikrobiologische Abklärung

Sie erfolgt durch Urinkultur, Ejakulatskultur, Harnröhrenabstriche und ggf. gezielte Kulturen aus Prostatasekret. Da Harnwegsinfektionen, Infektionen der männlichen Adnexe und sexuell übertragbare Krankheiten möglicherweise die männliche Fertilität negativ beeinflussen können, sollten bestehende Infektionen antibiotisch therapiert werden. Inwieweit allein erhöhte Entzündungszellen im Ejakulat eine Indikation zur antibiotischen Therapie darstellen, ist bisher ungeklärt.

Hormonelle Abklärung

Der Basishormonstatus besteht aus LH (Luteinisierendes Hormon, stimuliert über Leydigzellen die Testosteronproduktion), FSH (Follikelstimulierendes Hormon, stimuliert die Spermiogenese), Testosteron (männliches Sexualhormon) und Prolaktin. Die Blutabnahme erfolgt aufgrund der zirkadianen Rhythmik idealerweise morgens (nüchtern) zwischen 8:00 und 10:00 Uhr.

LH	2,0 -12 mU/ml
FSH	1,0-12 mU/ml
Testosteron	300-1.000 ng/dl (11-31 nmol/l)
Prolaktin	1-25 ng/ml (0,4-10 nmol/l)

Je nach Klinik und Ergebnissen werden weitere Hypophysenhormone evaluiert: TSH, ACTH etc. Darüber hinaus können Funktionstests zur Überprüfung der Hypothalamus-Hypophysen-Gonaden-Achse durchgeführt werden:

- Leydigzellfunktionstest
- GnRH-Test
- Dexamethason-Test

Genetische Untersuchungen

Genetische Untersuchungen sind indiziert bei Azoospermie, hochgradiger Oligozoospermie und vor ICSI-Behandlungen (Intrazytoplasmatische Spermieninjektion). Sie beinhalten:

- Geschlechtschromosomenbestimmung (Klinefelter-Syndrom XXY?)
- Azoospermiefaktor, Deletion auf dem Y-Chromosom (*Cave!* Vererbung an männliche Nachkommen)
- Cystische-Fibrose-Gen-Abklärung (CFTR) beider Partner bei klinisch bilateraler Abwesenheit des Vas deferens (CBAVD), da das Cystische-Fibrose-Risiko für das Kind je nach Konstellation bis zu 25 % betragen kann.

12.2.1.2. Therapie

Das Therapieziel, die Ursache der Erkrankung zu beheben, kann bei vielen Krankheitsbildern nicht erreicht werden. Mögliche therapeutische Schritte, den Kinderwunsch dennoch zu erfüllen, sind:

Konservative Therapie

- Regelmässiger Geschlechsverkehr (alle 2-3 Tage)
- Vermeidung von Noxen (Rauchen, Alkohol), bestimmten Medikamenten (z.B. Steroiden), Übergewicht, exzessiver sportlicher Belastung und übermässiger Hitzeexposition
- Empfehlung zur gesunden Ernährung mit reichlich Antioxidantien
- Nahrungsergänzungsmittel (Spurenelemente und/oder Vitamine, z.B. ProFertil®, Orthomol fertil® oder Fol-Ino® Men)

- Medikamentöse Therapieversuche mit Selektiven Östrogen-Rezeptor-Modulatoren, Aromatase-Inhibitoren oder Antioxidantien konnten bisher keine klare Therapie-Empfehlung liefern

Hormonelle Therapie

Generell sind hormonelle Behandlungen nur selten indiziert. Die Testosteronsubstitution ist aufgrund der Hemmung der Gonadotropine nicht zu empfehlen.

In bestimmten Einzelfällen sind Hormontherapien indiziert:

- **Hypogonadotroper Hypogonadismus** (inkl. kongenitaler Ätiologie) sollte mittels Stimulation kombinierter HCG (*human chorionic gonadotropin*) und FSH (*follicle-stimulating hormone*) oder pulsatiler GnRH (Gonadotropin-*releasing hormone*) behandelt werden
- **Hyperprolaktinämie:** Bei erhöhtem Prolaktin in mehreren Messungen erfolgt je nach Höhe der Prolaktinwerte eine Prolaktinomabklärung. Zum Ausschluss eines Makroprolaktinoms wird eine Computertomographie oder eine Magnetresonanztomographie des Schädels benötigt. Sollte sich hieraus keine operative Therapie ergeben, kann mit Prolaktinagonisten (Bromocriptin) therapiert werden

12.2.1.3. Therapie bei sexueller Dysfunktion als Ursache der Infertilität

Erektile Dysfunktion, Ejaculatio praecox

☞ Kap. 12.1.1. und 12.1.2.

Retrograde Ejakulation

- Absetzen von Medikamenten, die sie verursachen: α-Blocker (Prostata), Antidepressiva (je nach Indikation)
- Ggf. medikamentöser Therapieversuch mit Antidepressiva oder Imipramin (Tofranil®) oder Sympathomimetika: Midodrin (Gutron®)
- Ggf. artifizielle Fertilisation nach Gewinnung von Spermien aus post-ejakulatorischem Urin mittels Zentrifugation

Operative Therapie

- Varikozelensanierung: Ob die operative Sanierung einer Varikozele zur Verbesserung der Schwangerschaftsrate beiträgt, bleibt umstritten. Für die operative Sanierung stehen verschiedene Techniken zur Verfügung:
  - Sklerosierung nach antegrader oder retrograder Darstellung
  - Operative Sanierung über einen Leistenschnitt idealerweise in mikrochirurgischer Technik
  - Laparoskopische Techniken
  - Unabhängig von der Technik ist ungefähr in 40-50 % der Fälle mit einer Verbesserung der Spermiogrammparameter zu rechnen

Rekonstruktion der Samenwege und transurethrale Inzision von Prostatazysten

Bei sicherer Verschlussazoospermie z.B. nach Sterilisationsvasektomie oder bei klinischem Verdacht auf eine Obstruktion kann eine mikrochirurgische Rekonstruktion der Samenwege angestrebt werden. Nach Sterilisationsvasektomie bietet sich die Vaso-Vasostomie (End-zu-End-Anastomose beider Ductus-deferens-Stümpfe) an. Hierbei können Durchgängigkeitsraten von über 80 % erreicht werden. Wird im Rahmen der Rekonstruktion der Samenwege jedoch eine Anastomose des Samenleiters direkt mit dem Nebenhoden (Epididymovasostomie) notwendig, sind die Erfolgsaussichten auf eine spätere Durchgängigkeit der Anastomose deutlich geringer. Liegt ein zentraler Verschluss der Samenwege z.B. durch Zysten im Bereich des Colliculus seminalis vor, kann dieser durch eine transurethrale Resektion eröffnet werden.

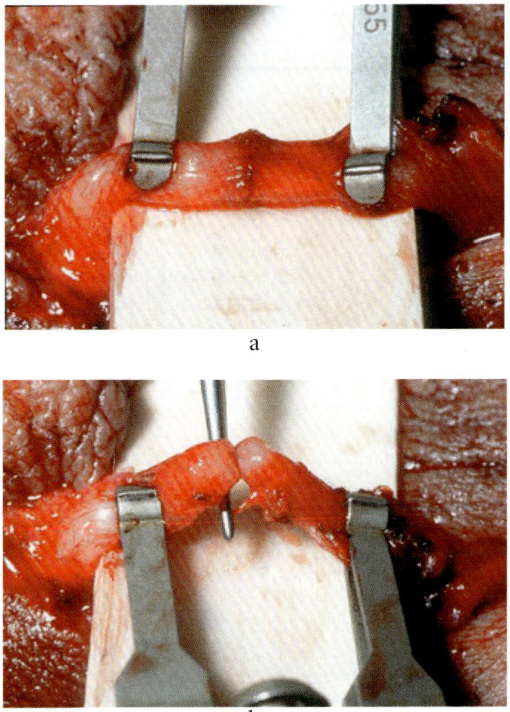

a

b

Abb. 12.6a+b: Intraoperative Bilder einer mikrochirurgischen Vasovasostomie.

Hodenbiopsie mit MESA und TESE/MikroTESE

Besteht eine Azoospermie oder eine hochgradige Störung der Ejakulatparameter, die die artifizielle Fertilisierung mit Ejakulatspermien unmöglich macht, besteht die Indikation zur Hodenbiopsie. Hierbei werden über einen Skrotalschnitt die Hoden freigelegt, exploriert und eine Gewebeentnahme durchgeführt. Sie erlaubt eine weitere histologische Abklärung der Spermiogenese und kann weitere Hinweise für die Ursache (reduzierte Spermiogene? Carcinoma in situ?) der Infertilität liefern.

Im Rahmen einer Hodenbiopsie sollte gleichzeitig eine TESE (Testikuläre Spermienextraktion) und/oder MESA (Mikrochirurgische Epididymale Spermienaspiration) zur operativen Spermiengewinnung durchgeführt werden. Die Spermien können entweder direkt oder nach Kryokonservierung zu einem späteren Zeitpunkt für eine artifizielle Fertilisierung verwendet werden. Neben der konventionellen TESE wird nach neueren Studien zunehmend die MikroTESE propagiert. Hierbei konnten durch die Spermienextraktion unter mikroskopischer Sicht in Studien z.T. häufiger Spermien gefunden und extrahiert werden. Alternativ können Spermien direkt mittels perkutaner Technik aspiriert werden (PESA/TESA nur bei obstruktiver Azoospermie indiziert).

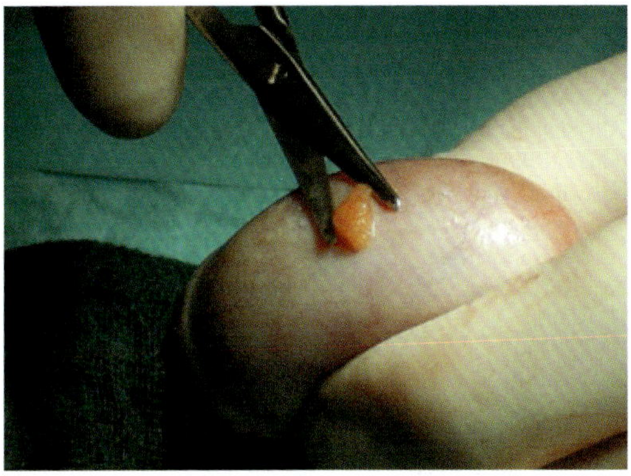

Abb. 12.7: Hodenbiopsie nach Hodenfreilegung.

Literatur

beim Verfasser

Index

K

L

M

N

O

P

R

S

T

U

V

W

Z